INHALT

MIT ROTWEIN-POWER UND MEDITERRANEM ESSEN GEGEN VIREN, BAKTERIEN, HERZINFARKT UND CO.

Machen wir uns nichts vor: krankmachende Viren und Bakterien lauern überall. Auf Türklinken, Tastaturen,

Geschirr, Gläsern, Oberflächen, auf der Haut, in den Schleimhäuten, in der Luft ... es gibt fast keine Umgebung, in der sie sich unwohl fühlen. Das ist so, das war so und das wird immer so bleiben. Viren und Bakterien gehören zu unserem Leben. Und zur Menschheitsgeschichte.

Manche sind dabei äußerst nützlich und machen etwa unsere Verdauung überhaupt erst möglich. Damit krankmachende Viren und Bakterien unser Leben nicht gefährden können, haben unsere Körper im Laufe der Evolution ein faszinierendes Bollwerk aufgebaut: Das Immunsystem. Es schützt unser Leben, lernt, sich zu wehren und betreibt ein Frühwarnsystem.

Sicher: Masken, Handhygiene, das Husten in den Ellenbogen, Distanzhalten bei körperlichen Kontakten ... all das hilft, wenn ansteckende Virenstämme sich explosionsartig ausbreiten und sogar zu weltweiten Pandemien führen.

Das sogenannte "Social-Distancing" verringert das Risiko einer Ansteckung deutlich. Doch dabei wird vergessen, dass unsere Körper auf lange Sicht eine Abwehr aufbauen müssen, um unser Leben nachhaltig zu schützen. Das allerdings funktioniert nur, wenn wir das Immunsystem topfit halten.

Aber wie diese körpereigene Abwehr gegen alle Arten von Krankheiten stark machen? Ganz einfach: Durch die richtige Ernährung!

Bestimmte Nahrungsmittel stärken unser Herz-Kreislauf-System, indem sie die Gefäße schützen und alle Organe mit stärkenden Substanzen versehen. Andere in der Nahrung enthaltene Stoffe sichern die Gefäßwände oder beugen der Entwicklung von Krebszellen vor. Die entstehen durch sogenannte "Freie Radikale". In Schach halten können sie Antioxidantien, die in bestimmten Nahrungsmitteln in hoher Konzentration vorkommen.

Seit Jahren untersuchen Forscher, welches Gemüse, welche Kräuter, welche Gewürze oder Obst unsere Körper mit einem Schutzschirm versehen.

Dabei verglichen sie die landestypischen Ernährungsweisen mit den Daten zur Häufung bestimmter Erkrankungen. Auffällig hierbei war, dass die Mittelmeerstaaten wesentlich weniger Herz-Kreislauferkrankungen verzeichnen als andere Länder. Und das trotz fettreicher Ernährung!

Und die Forscher sehen sich sogenannten "Hotspots" an, also Regionen, in denen die Menschen besonders alt werden und dabei fit bleiben. Auffällig ist, dass die mediterrane Küche mit ihrem hohen Anteil an Olivenöl, Fisch, frischen Kräutern und Gemüse die Gesundheit, aber auch die durchschnittliche Lebenserwartung deutlich steigert. So ist etwa die Anzahl der Herzinfarkte im Bevölkerungsschnitt deutlich geringer.

Und noch etwas ist anders: In Regionen, in denen traditionell regelmäßig Wein getrunken wird, haben die Menschen gute Aussichten, ein hohes Alter zu erreichen.

So sterben etwa Franzosen wegen ihres Rotweinkonsums deutlich seltener an Herz-Kreislauf-Erkrankungen als Deutsche oder Amerikaner. Und das, obwohl die Cholesterin-Werte vergleichbar sind und die Franzosen deutlich mehr Alkohol zu sich nehmen.

Aber welche Stoffe genau sind nun verantwortlich für diesen gesteigerten Gesundheitsschutz und die Stärkung der Immunabwehr?

Die Forscher haben in erster Linie den Stoff Resveratrol als Immun-Polizei ausgemacht. Er ist in Wein, aber auch in Beeren (Himbeeren, Maulbeeren, Pflaumen und Erdnüssen) enthalten und wirkt stark entzündungshemmend. Zahlreichen Studien zufolge entwickelt er zudem eine beachtliche Schutzwirkung gegen Krebserkrankungen.

Er ist ein Polyphenol-Abkömmling, der sich im Körper an ein Protein (KSRP) andockt, welches wiederum für die Unterdrückung von Entzündungsreaktionen zuständig ist. Dadurch werden Entzündungs-Botenstoffe blockiert. Die Wirkung: Chronische Entzündungsprozesse werden deutlich reduziert.

Genau die spielen aber bei der Entstehung von Herz-Kreislauf-Erkrankungen eine entscheidende Rolle.

In einer sogenannten "7-Länder-Studie" wurden 13.000 Probanden aus sieben Ländern über einen Zeitraum von 15 Jahren untersucht. Darauf basierend ermittelte man die Häufigkeit von Herz-Kreislauf-, Gefäß- und Krebserkrankungen. Erstaunliches Ergebnis: Besonders die Bewohner der Insel Kreta wiesen eine deutlich geringere Krankheitsrate auf. Und auch ihre Lebenserwartung war wesentlich höher.

Als Gesundheitswächter machten die Forscher das mediterrane Essen mit dem überaus reichlichen Genuss von Olivenöl verantwortlich. In Verbindung mit Ballaststoffen, Antioxidantien und sekundären Pflanzenstoffen lässt sich so ein Immun-Turbo aktivieren. Freie Gallensäuren werden gebunden, der Cholesterinpegel gesenkt und der hohe Anteil an Vitamin C und E wirken als Fänger der gesundheitsgefährdenden freien Radikale.

In der bislang größten Studie PREDIMED wurde der Effekt der mediterranen Ernährungsweise auf die Herz-Kreislauf-Gesundheit bei 7000 Probanden untersucht. Das Risiko daran zu erkranken, verringerte sich bei mediterraner Ernährung um ca. 30 Prozent!

Und wie steht es nun um den Rotwein, mit dem man ein Mittelmeer-Gericht krönen kann? Der hat noch einen anderen überraschenden Effekt auf Lager: Er kann helfen, abzunehmen. Mit der Gewichtsreduktion wird ebenfalls das Krankheitsrisiko heruntergeschraubt. Ein guter Grund, die Pfunde purzeln zu lassen.

Aber mal im Ernst: Rotwein und Abnehmen?

Passt das zusammen, obwohl ein Glas trockener Wein mit um die 140 Kalorien auf den Tisch kommt?

Aber ja! Dies behaupten Wissenschaftler der Washington State University. In ihrer Studie machen sie für diesen überraschenden Effekt ebenfalls den Superstoff Resveratrol verantwortlich. Durch diesen im Wein vorkommenden pflanzlichen Abwehrstoff aus der Gruppe der Polyphenole werde weißes Fettgewebe in braunes verwandelt, und das wiederum könne der Körper leichter verbrennen.

Einige Wissenschaftler stellen sogar die These auf, dass sich durch das Trinken von Rotwein Trainingseinheiten im Sportstudio ersetzen ließen.

Wie das im Einzelnen funktionieren soll und was dabei im Körper passiert, dazu später mehr. Und Rotwein kann sogar bei einer Diät unterstützen. Etwa beim hocheffektiven Intervallfasten.

Bei dieser Diät wird den Pfunden im Stundentakt 16:8, 18:6 oder 20:4 der Kampf angesagt. 16, 18 oder 20 Stunden am Tag wird nichts gegessen, anschließend nimmt man normale Mahlzeiten zu sich. Eine weitere Variante der Intervalldiät ist das 5:2-Fasten, bei dem an zwei Tagen in der Woche auf Essen weitgehend verzichtet wird.

Hört sich hart an – und ist es zunächst auch. Doch bereits nach ein bis zwei Wochen hat sich der Körper darauf eingestellt, und das nagende

Tier in der Magengegend beruhigt sich langsam. Durchhalten muss man allerdings schon, damit sich bei dieser Abnehm-Methode der Zeiger der Waage tatsächlich nach unten bewegt. Mehr zu dieser einfachen und sehr beliebten Diät finden Sie in einem eigenen Kapitel.

Was in den Empfehlungen zum Intervallfasten oft nicht erwähnt wird, sind die Mahlzeiten an sich. Ihr Genuss-Level ist entscheidend für den Erfolg der Diät. Denn wem der Magen knurrt, der bleibt eher bei der Stange, wenn er sich auf ein leckeres Essen freuen kann, möglichst mit einem tollen, begleitenden Wein.

Das Großartige bei der Intervalldiät ist ja, dass man in einem bestimmten Zeitfenster essen und trinken kann, was immer das Herz begehrt.

Warum also nicht den Durchhaltewillen beim Intervallfasten oder beim kalorienreduzierten Essen mit einer köstlichen Belohnung auf Touren bringen?

Sucht man normalerweise zu einem besonderen Essen den passenden Wein aus, übernimmt in diesem Buch eine gute Flasche vom Roten die Spitze dieser gesunden Schlemmer-Expedition und zeigt, welches Essen aus der Mittelmeerküche dazu besonders gut passt.

So gesehen lässt sich die Diät prima nutzen, um den eigenen Wein-Kosmos zu erweitern und aufregende Tropfen zu entdecken.

Allerlei Wissen und Anekdoten rund um den Wein gibt es dazu, ebenso zahlreiche Rezepte für leckere, mediterrane Gerichte. Die kommen übrigens von Haus aus ohne Kalorien-Minen daher. Lassen Sie sich vom Geschmacks-Zauber verführen. Die sanften Landschaften der Provence, der Toskana oder des Les Lande kann man schmecken!

Und was da ins Glas und auf den Teller kommt hilft, gesund und topfit zu bleiben.

Bei der Zusammenstellung und Zubereitung der Gerichte habe ich mich durch die Restaurants der jeweiligen Weinregionen inspirieren lassen. Und ich habe tief in die Töpfe der Winzerfamilien geblickt und mir Tipps für unkompliziert zu kochende Gerichte geben lassen.

Ausgewählt habe ich solche Rezepte, die man mit einer ganz normalen Küchenausstattung nachkochen kann. Alle Speisen habe ich zusammen mit einer Köchin ausprobiert. Ja, das gehörte zum schönsten Teil an der Arbeit zu diesem Buch.

Auf alle seltsamen Zusätze, die als industrielle Beigaben unsere Geschmacksnerven betrügen und lahmlegen, wird übrigens verzichtet. Getreu dem Motto: »Essen Sie niemals etwas, das Ihre Großmutter nicht aussprechen kann.«

Wo sich Kalorien ohne jeden Geschmacksverlust vermeiden lassen, werden sie durch fett- und zuckerarme Nahrungsmittel ersetzt. Kompromisse beim Geschmack werden allerdings nicht gemacht. Bei den tollen Aromen der mediterranen Küche ist das auch gar nicht nötig.

Für jeden vorgestellten Wein gibt es drei Gerichte zur Auswahl, wovon eines immer vegetarisch ist.

Apropos Zubereitung: Auch die kann durchaus Spaß machen und gehört zum Genießen dazu. Nehmen Sie sich dafür eine kleine Auszeit, denn Kochen ist Meditation mit Töpfen. Diese Entschleunigung trainiert Ihre Geschmacksnerven und verbessert das Essen.

Auch clevere Küchentricks aus den Weinanbauregionen habe ich in die Rezepte eingebaut. Kochen und schlemmen Sie Ihren Körper und Ihre Sinne zurück zu der Wahrnehmung von Genüssen, für die sie uns gegeben wurden. Und probieren Sie aus. Variieren Sie die Gerichte ganz nach Ihren Vorlieben und Geschmacksideen.

Wer bewusst genießt, entwickelt ein sensibleres Körperbewusstsein. Dadurch spürt man eher, wann man satt ist und stopft nicht weiter Essen in sich hinein. Auch dieses stimulierte Körpergefühl hilft nachhaltig beim gesunden ernähren.

Wein und mediterranes Essen, schön und gut, doch seien wir ehrlich: Wer durchblickt schon den Dschungel von Reben, Cuvées, Jahrgängen, Experten-Schwurbeleien und Werbeversprechen?

Welcher Tropfen passt zu welchem Essen? Und was sollte man sonst noch beachten, damit aus der Intervall-Schlemmerei ein gesunder, sinnlicher Gaumen-Erfolg wird und sich trotzdem nicht mehr Pfunde gemütlich auf den Rippen einnisten?

Begleiten Sie mich, während Sie sich mittel-
meer-gesund ernähren und vielleicht sogar Kilos
verlieren, bei einer Reise durch die faszinierende
Welt der Weine, lernen Sie traumhafte Anbaure-
gionen kennen und erfahren Sie, was Sie in der
Nase und am Gaumen zu erwarten haben, wenn
Sie »den Korken ziehen«.

Lernen Sie neue Aromen und Geschmacksrich-
tungen kennen und vielleicht sogar Ihren neuen
Lieblingswein. Begegnen Sie den Menschen, die
mit ihrer Erfahrung aus den Trauben edle Tropfen kreieren.

Seit Jahrtausenden zählt der Wein zu den fas-
zinierendsten Lebensmitteln, die unsere Erde
zu bieten hat. Durch unterschiedliche Reben (es
gibt tatsächlich an die 1000!), die Zusammensetzung der Böden, die klimatischen Gegebenhei-
ten und das Können der Winzer schmeckt jeder
Wein anders.

Jeder hat seine eigene Persönlichkeit, die zudem
in jedem Jahrgang ganz eigene Nuancen entwickelt. Und er hat weitere Qualitäten: So geben
acht von zehn Schriftstellern an, dass Wein ihr
bevorzugtes Getränk sei. Wein als Kreativitäts-
Elixier? Warum denn nicht?

Der Facettenreichtum der Weine trifft auf neue
kulinarische Erlebnisse, eigentlich ideal, oder?
Aber natürlich sind auch hier ein paar Dinge zu
beachten. Zunächst einmal gilt: Saufen ist ge-
sundheitsschädlich.

Wir sprechen hier also über das gemäßigte und genussvolle Trinken von Rotwein. Zweite Einschränkung: **Eine Rotwein-Diät kommt nur infrage, wenn Erwachsene keine körperlichen und geistigen Beeinträchtigungen haben, die dem Alkoholkonsum entgegenstehen. In diesen Fällen gilt: Finger weg vom Alkohol! Aber eigentlich ist das auch selbstverständlich, oder? Auch wenn es keine Vorerkrankungen gibt: Wein enthält Alkohol und jeder der ihn trinkt, sollte sich über die damit verbundenen Risiken im Klaren sein.**

Steht dem Gaumen-Genuss nichts entgegen, sollte man ihn mit allen Sinnen feiern: Den Duft von frischem Baguette, sattgrünem Olivenöl, Kräutern an gutem Fleisch, frischem Fisch und köstlichen Gemüsen, die sich mit den einzigartigen Aromen des Rotweins verbinden.
Machen wir uns mit der mediterranen Ernährung auch auf in die wunderbare Welt der Weine, zu einer Stimmung, die sich in der Nase, auf der Zunge und im Gaumen ausbreiten und uns von südländischer Leichtigkeit und würziger Meeresbrise träumen lassen.
Wandeln Sie mit hellwachen Geruchs- und Geschmacksnerven durch ein Erdbeerfeld, pflücken Sie am Waldesrand Brombeeren, schnuppern Sie an Vanille-Schoten, Nüssen, Moosen und Waldpilzen.
Wein und mediterranes Essen zaubern Bilder,

Melodien und Gefühle hervor. Sie lassen uns in
Erinnerungen schwelgen und entführen uns zu
den schönsten Orten, die unser Planet zu bieten
hat. Wein und die Mittelmeerküche sind ein Le-
benselixier.

Alexander Basten

SYRAH UND SHIRAZ – DER FANTASIEVOLLE

»**D**er Syrah ist wie ein verspieltes Kind«, sagt Jacques Prévert. »Es probiert alles aus, würfelt die Aromen durcheinander und fängt an, Fantasiegebäude zu errichten. So, als spiele es mit einem Baukasten, zu dem die Bedienungsanleitung fehlt.«

Der Winzer wühlt mit seinen gewaltigen Pranken in einem Haufen Lappen, die auf dem Boden seiner Treckerkabine liegen.

Er fischt eine Flasche heraus, wischt über das Etikett und deutet mit ihr zu seinem jetzt in der Abendsonne liegenden Weinberg.

»Das muss alles gepflegt werden«, sagt er. »Da muss man jeden Tag ran.«

Zusammen mit seinem Bruder bewirtschaftet der Fünfzigjährige den gemeinsamen Winzerhof hier an der nördlichen Rhone in Südfrankreich. Ganz in der Nähe liegt Lyon, doch in die Großstadt komme er nur ein- bis zweimal im Jahr. »Als ich jung war, war das anders«, sagt er. »Die Mädchen, Sie verstehen?«

Während er zwei Gläser aus seinem altersschwachen Trecker hervorzaubert, sehe ich mich um. Steil neigen sich hier die Hänge zum engen Flusstal hinunter. Die Wärme wird optimal eingefangen und auch abgemildert, weil ein steter Wind weht.

Jaques Prévert wühlt in der Tasche seines Overalls und fördert einen Korkenzieher zutage.

»Gleich nach dem Öffnen die Nase drüber halten«, sagt er. »Dann spürt man, wie der Balg erst spielerisch seine Düfte versprüht und schon beim zweiten Zug durch die Nase immer harmonischer wird und sich sortiert. Ist erstaunlich.«

Mit einem Plopp entkorkt er die Flasche und hält sie mir vors Gesicht.

Vor meinem geistigen Auge startet ein Film aus meiner Kindheit. Ich bin im Garten meiner Großmutter, in der Hand halte ich einen Alu-Henkelmann, aus dem vor vielen, vielen Jahren Soldaten ihre Feldration gelöffelt haben.

Ich sehe den kläglichen Ertrag von Schwarzen Johannisbeeren, die ich gesammelt habe. Gerade mal der Boden ist bedeckt. Doch dann steigt der Duft von Brombeeren, Preiselbeeren und Holunder auf, und ja, auch ein wenig Pflaume meine ich zu riechen.

Für mich muss sich der fantasievolle Syrah nicht harmonisch aufstellen, in meiner Nase ist alles perfekt. Zumal sich jetzt auch eine Note von Orangenschalen dazugesellt und etwas leicht Pfeffriges.

»Er hat einen eigenwilligen Charakter, unser Syrah«, sagt Jaques, riecht am Flaschenhals und füllt die beiden Gläser.

»Man weiß nie, wohin er will. Er kommt mit seiner ganzen Fruchtfülle und zieht einem erst einmal die Füße aus der Gegenwart«, sagt Jaques. »Mit dem kann man auf Reisen gehen. Zumindest hier.«

Er tippt sich an die Schläfe und schlürft lautstark einen Schluck.

Und warum gerade Syrah?

»Wir haben uns für die Traube entschieden, weil sie auch mit schwierigen Böden gut zurechtkommt«, sagt der Winzer. »Und sie macht während des Reifungszeitraums auch nicht so viel Arbeit. Mein Vater hat immer gesagt: ›Die Rebe ist schlau. Sie nimmt sich die richtigen Dinge aus dem Boden‹.«

Woher die Traube ursprünglich stammt, weiß er auch nicht.

»Da wurde immer wieder behauptet, der Name hat mit Syrakus in Sizilien oder mit Shiraz im alten Persien zu tun, aber wer weiß das schon? Diese Trauben hüten ihre Geheimnisse.«

Nach neuesten DNA-Analysen allerdings ist die Rebensorte ein direkter Nachfahre der französischen Sorten Dureza und Mondeuse Blanche.

»Wichtig ist allerdings«, erklärt Jacques Prévert, »dass die Sorte ertragreich und krankheitsresistent ist.«

Da könne man sich als Winzer ein Auto auf Raten kaufen und es sicher über Jahre abbezahlen. »Der Wein ist zuverlässig und bringt einen hohen Ertrag.«

Für einen neuen Trecker allerdings habe es noch nicht gereicht, dafür schwanke der Preis in den letzten Jahren zu sehr.

Außerdem habe er sich an das rumpelnde Gefährt gewöhnt. »Bei dem weiß ich, wie er tickt und zickt.«

Prévert lacht und nimmt noch einen Schluck.

Die Traube braucht ein warmes, aber nicht gerade heißes Klima. Ob sie mit dem auch hier in Südfrankreich spürbaren Klimawandel mit seinen zuletzt ausgesprochen heißen Sommerwochen gut zurechtkommt, wird man abwarten müssen.

Entscheidend für den Geschmack sei der Boden hier an der Rhone. Der karge aber mineralstoffreiche Untergrund aus Granit, Schiefer und Gneis garantiert optimale Bedingungen für den Syrah.

»In manchen Jahren fallen die Erträge gering aus«, sagt Jaques, aber das bereite ihm kein Kopfzerbrechen. »Das erhöht die Chance auf einen sehr hochwertigen Tropfen«, sagt der Winzer, der mit seinen Weinen immer wieder Preise gewinnt.

Im Laufe der Jahre hätten sie auf dem Weingut zahlreiche Veränderungen vorgenommen. So finde die Gärung der Trauben nicht mehr in großen Holzfässern statt, sondern in Edelstahltanks.

»So können wir leichter die Gärtemperaturen kontrollieren und anpassen.«

Erst anschließend komme der Wein in die Holzfässer, in denen er ausgebaut werde. Aber da sind wir schon recht nah an den Winzergeheimnissen, zu denen Jaques Prévert lieber nichts sagt, sondern nur vielsagend schmunzelt und einen weiteren Schluck Syrah durch den Mund wirbelt.

Ganz nach Herkunft und Jahrgang weisen die Weine pfeffrige Noten auf. Auch Anis lässt sich manchmal herausschmecken. Ebenso wie Rauch-Aromen, Veilchen und Rosen.

Shiraz und Syrah sind identisch. Allerdings weisen die aus Südaustralien stammenden Shiraz-Weine besonders kräftige Fruchtnoten von Brombeere und Schwarzkirsche auf. Auch die Importe aus Kalifornien und Südafrika überzeugen mit einer fein austarierten Eleganz.

Also Nase rein ins Glas, Augen schließen, einen ersten Schluck schlürfend aus dem Glas ziehen und im gesamten Mundraum verteilen.

Wenn in den Gedankenbildern je nach Herkunft aus Südfrankreich, Australien oder Afrika ein klappriger Trecker durch einen Weinhang knattert, ein Känguru vorbeihüpft oder ein Elefant durch die Steppe trabt, lässt man den Wein langsam die Kehle hinunterlaufen.

Wegen seines ausdrucksstarken Geschmacks passen Syrah-Weine zu Speisen mit kräftigen Aromen, also zu Gegrilltem, Wild, geschmortem Lamm und pikanten Geflügelgerichten, ebenso wie zu gut gewürzten vegetarischen Speisen.

ENTRECOTE MIT SAUCE AUS RÖSTAROMEN UND GEBRATENEN ROSMARINSTÄNGELN

Für 2 Personen

2 Entrecote-Scheiben á ca. 200 g
4 Stängel Rosmarin
1 EL Natives Olivenöl
1 EL Rapsöl
1 EL Butter
1 kleines Glas Shiraz/Syrah
1 EL Crème fraîche
Meersalz, Pfeffer aus der Mühle

Das Fleisch rechtzeitig aus der Kühlung nehmen, damit es Zimmertemperatur bekommt.

Die Mischung aus den zweierlei Ölen und der Butter wird Ihnen noch öfter begegnen. Man hört ja immer wieder, dass man gutes, kalt gepresstes Olivenöl nicht zu heiß werden lassen sollte, damit es nicht verbrennt. Stimmt. Aber ich möchte auf den wunderbaren Geschmack eines kalt gepressten Olivenöls nun mal keinesfalls verzichten. Das klappt, wenn man es mit Pflanzenöl (Rapsöl eignet sich hervorragend) mischt und Butter dazugibt, um den Geschmack abzurunden.

In einer Guss-, Grill- oder Kupferpfanne die Öle heiß werden lassen, und kurz bevor die Steaks hineinkommen, die Butter darin schmelzen lassen.

Die Steaks von jeder Seite (je nach Dicke) 2 – 2,5 Minuten scharf anbraten und in der Zeit nicht bewegen. So bildet sich eine schöne Kruste und es entstehen Röstaromen.

Bitte benutzen Sie einen Timer, denn „nach Gefühl" geht hier gar nicht. Will man ein perfektes Steak, zählt jede Sekunde.

Als Garstufe empfehle ich „medium rare". Das entspricht einer Kerntemperatur von 54 Grad Celsius.

Legen Sie die Rosmarinstängel neben die Steaks und wenden Sie diese, bis sie rundherum angeröstet sind.

Sind die Steaks fertig, werden sie von beiden

Seiten mit Salz (gern Fleur de Sel) und grobem Pfeffer gewürzt. Nehmen Sie die Rosmarinstängel aus der Pfanne und lassen Sie sie in Alufolie gewickelt 5 Minuten ruhen.

Löschen Sie den Bratensatz mit einem kleinen Glas Rotwein ab und köcheln Sie die Soße ein bisschen ein. 1 EL Crème fraîche rundet den Geschmack ab.

Dazu passt gegrilltes oder gedämpftes Gemüse nach Wahl. Ebenso wie Salat.

Zubereitungszeit ca. 30 Minuten

RINDER GULASCH MIT KARTOFFEL-KNOBLAUCH-PÜREE, DAZU ESTRAGON-MÖHREN

Für 2 Personen

500 g Rindfleisch, z.B. aus der Schulter. *Wenn Sie kein scharfes Messer besitzen, lassen sie das Fleisch an der Theke in Würfel schneiden.*

4 mittelgroße Zwiebeln oder 6 Schalotten
2 EL Öl
400 ml Rinds- oder Kalbsfond
1 Glas Rotwein

2 Lorbeerblätter
2 EL dunkler Balsamico-Essig
1 EL Honig
1 Stängel oder 1 TL Thymian
1 Stängel oder 1 TL Rosmarin
Salz, Pfeffer (aus der Mühle), Paprika (edelsüß)

Für das Kartoffel-Knoblauch-Püree
500 g mehligkochende Kartoffeln
125 ml Milch
1 EL Margarine
3 Knoblauchzehen (frisch und ungeschält)
Salz, Muskatnuss, 1 Prise Zucker
Für die Estragon-Möhren
4 mittelgroße Möhren
1 Stängel Estragon

Das Öl in einem Bräter erhitzen, die in feine Scheiben geschnittenen Zwiebeln hinzugeben und scharf anbraten. Das Fleisch in den Bräter geben und ebenfalls scharf anbraten. Mit Salz, Pfeffer und großzügig mit Paprika würzen. Lorbeerblätter, Thymian und Rosmarin dazugeben. Mit Balsamico ablöschen und den Honig über das Fleisch träufeln. Danach den Wein und den Fond angießen. Bei geschlossenem Deckel im vorgeheizten Backofen bei 180 Grad ca. 2 Stunden schmoren lassen.

Die drei Knoblauchzehen neben dem Bräter für ca. 1,5 Stunden in den Backofen legen.

Die geschälten, gewaschenen und in Würfel geschnittenen Kartoffeln in Wasser ca. 20 Minuten weichkochen. Wasser abgießen und die Milch, die Butter und das weiche Mark der Knoblauchzehen in die Kartoffeln geben. Gut von Hand stampfen. *Keinen Pürierstab benutzen, damit das Püree nicht zu Kleister wird.* Mit Salz, Muskatnuss und 1 Prise Zucker würzen. Warmhalten.

Die gewaschenen und in Scheiben geschnittenen Möhren in einer tiefen Pfanne mit etwas Wasser und einer Prise Salz zum Kochen bringen, Estragon hinzugeben und mit geschlossenem Deckel fertiggaren.

Gulasch, Püree und Möhren auf dem Teller anrichten.

Zubereitungszeit: 45 Minuten plus 2 Stunden Schmorzeit.

GEBRATENE KRÄUTERSEITLINGE MIT KARAMELLISIERTEN BIRNEN UND BERGKÄSE

Für 2 Personen

   4 große Kräuterseitlinge
   2 Birnen
   4 Scheiben Bergkäse
   2 EL Natives Olivenöl
   1 EL Butter
   1 EL Puderzucker
   Meersalz, Pfeffer aus der Mühle

Die Pilze mit einem feuchten Tuch reinigen und jeweils in vier Scheiben schneiden.

Die Birnen schälen, entkernen und ebenfalls in jeweils vier Scheiben schneiden.

Die Käsescheiben entrinden und halbieren.

Backofen auf ca. 200 Grad Oberhitze vorheizen.

Öl und Butter in einer Gusspfanne oder (wenn vorhanden) einer Grillpfanne erhitzen. Zuerst die Pilzscheiben von beiden Seiten grillen. Aus der Pfanne nehmen und beiseitestellen. Jetzt die Birnenscheiben von beiden Seiten grillen, bis sie weich, aber noch bissfest sind. Mit Puderzucker bestäuben und kurz karamellisieren lassen.

Auf einem mit Backpapier ausgelegtem Backblech die gebratenen Pilzscheiben verteilen. Mit Meersalz und Pfeffer würzen. Auf jeden Pilz ein Stück gebratene Birne legen. Mit halbierten Scheiben vom Bergkäse abschließen und im Backofen grillen, bis der Käse zerlaufen ist. Das Dreierlei auf Tellern anrichten und heiß servieren.

Zubereitungszeit: 30 Minuten

PAUILLAC – DER LANGLÄUFER

Das südfranzösische Städtchen Pauillac rühmt sich, jedes Jahr am ersten Samstag im September mit dem Médoc-Lauf den längsten Marathon der Welt auszurichten. Dabei beträgt die Start-Ziel-Distanz genau 42,195 Kilometer. Sowie bei jedem anderen Marathon auch. Längster Marathon? Wie kann das sein? Und was hat das mit Wein zu tun?

Eine ganze Menge. Die Distanz, die die meist bunt gekleideten Läufer zu bewältigen haben, ist tatsächlich länger. Das liegt daran, dass die in den Schlössern der Umgebung untergebrachten Versorgungsstationen an der Strecke etwas Besonderes bieten: Statt Erfrischungsgetränken, Obst und kohlenhydratreichen Snacks gibt es hier einen Becher Wein für die Athleten.

Die längere Distanz, die die Läufer dann hinter

sich bringen müssen, hängt also mit dem Zickzack-Stil zusammen, mit dem sie über die Zielmarke torkeln.

Auch wenn einige Läufer die Distanz nicht mehr schaffen, der dargereichte Wein ist jede Mühe wert. Der Pauillac gehört zur großen Familie der Bordeauxweine und macht seiner Verwandtschaft alle Ehre. Mit ihm sind Namen verbunden wie Château Lafitte-Rothschild, Château Latour oder Château Grand-Puy Ducasse, um nur wenige zu nennen.

Wer einen dieser edlen Tropfen in sein Glas schenkt, tritt unmittelbar ein ins Duftparadies: Rauchige Aromen steigen auf und dazu gibt es eine Anmutung von Johannisbeeren, Schokolade, Zedernholz, aber auch Trüffel und Leder.

Dabei ist der purpurne Wein, dessen Geschmack noch lange nach dem Herunterschlucken zu spüren ist, ein Genuss-Virtuose, der sich – abhängig vom Jahrgang – zur einsamen Spitze der edelsten Rotweine überhaupt aufschwingt.

Doch um zu seiner optimalen Trinkreife und Opulenz zu gelangen, benötigt er eine mindestens dreijährige Lagerung. Besser sind acht bis zehn Jahre.

»Der junge Pauillac ist ein kleiner Prinz, den man leider am Spielen hindern und erstmal zur Ruhe legen muss«, sagt Claude Deprez.

Der Winzer, der seinen Betrieb hier auf der Médoc-Halbinsel bei Bordeaux betreibt, führt mich durch seinen Weinkeller. Ein mittelalterliches Gewölbe, in dem Generationen von Winzern ihren Wein gelagert und verfeinert haben.

»Hier geistern meine Urahnen herum«, sagt Deprez und lacht. »Manchmal streiten sie so laut darüber, was mit dem Wein zu machen ist, dass man gar keine eigenen Gedanken fassen kann. Ziemlich ungehobelte und ungeduldige Gesellen sind das.«

Die Fässer zeigen verwischte Kreide-Aufschriften, und in der Luft liegt der Duft von altem Holz und reifendem Wein. An den Säulen hängen Schiefertafeln, die mit kryptischen Zeichen versehen sind.

»Da sind der genaue Ernteort, das Jahr und die angepeilte Lagerung vermerkt«, sagt Claude Deprez.

»Ich habe das im Kopf, aber für die Angestellten schreibe ich es zur Sicherheit noch einmal auf.« Außerdem gebe es eine Art Logbuch, in dem er weitere Informationen zu den Fässern notiert habe.

Im nächsten Gewölbe stehen Metallregale, in denen verstaubte Flaschen liegen. Claude Deprez: »Die Flaschenreifung ist bei einigen Lagen entscheidend. Wir haben hier einige wirklich sehr alte Weine, und sie sind hervorragend. Das Bouquet ist unvergleichlich.«

Auch das Spektrum der Aromen, die beim Trinken zur Geltung kommen, nehmen im Laufe der Jahre zu. Zu den fruchtigen Noten gesellen sich erdige Komponenten, die am Gaumen nuancenreich beeindrucken und doch samtig sind.

Schon seit Mitte des 19. Jahrhunderts ist diese Weinbauregion berühmt. Daran haben nicht nur die Trauben und das Terroir (also Rebe, Boden und Klima) ihren Anteil, sondern auch die erfahrenen Winzer. Oft können sie auf jahrzehntealtes Familienwissen zurückgreifen.

Für den optimalen Verschnitt werden die Trauben zu Gaumen-Sinfonien komponiert. Optimalerweise bestehen die edlen Tropfen aus Cabernet Sauvignon, Merlot, Cabernet Franc und Petit Verdot. Durch dieses Cuvée werden Farbe, Tanningehalt, Milde, aber auch Elemente kräftiger Würznoten betont.

Die klimatischen Bedingungen für die Trauben sind ideal, nämlich abgeschwächte Meerwinde vom Atlantik und die im Sommer abends und nachts frischere Brise.

Dazu kommen die Bodenverhältnisse: Der sandige Schwemmlandkies, der einst von Gletschern auf dem Zentralmassiv und den Pyrenäen gesammelt wurde, setzte sich nach der Schmelze hier ab und sorgt mit seiner Struktur heute für reibungslosen Wasserabzug. Und er ist ein guter Wärmespeicher. Dadurch wird eine tiefe Wurzelbildung ermöglicht, die wiederum die Aufnahme wertvoller und geschmacksveredelnder Mineralien erleichtert.

Wegen des fulminanten Eigencharakters des Pauillac eignen sich eher weniger geschmacksintensive Speisen als kulinarische Begleiter. Dazu

gehören Fleisch- und Kartoffelgerichte, Steaks
und Filet Mignon.

WARMES ROASTBEEF MIT MÖHREN-FENCHEL-ESTRAGON GEMÜSE

Eine kurze Vorbemerkung zum Roastbeef: Es gibt verschiedene Methoden, ein Roastbeef zuzubereiten. Auf die schnelle, heiße Tour funktioniert es mit dem auf 200 Grad vorgeheizten Backofen. Lassen Sie das Fleisch ca. 25 – 30 Minuten bei Ober/Unterhitze im Ofen. Bei dieser Methode muss das Roastbeef nach dem Garen mindestens 15 Minuten ruhen, bevor es angeschnitten wird. So kann sich der Fleischsaft verteilen.

Roastbeef lässt sich auch prima bei Niedrigtemperatur zubereiten. Dabei den Backofen auf 80 Grad vorheizen und dann ca. 2 Stunden bei Ober/Unter-

hitze garen lassen. Diese Methode ist für ungeübte Köche der sichere Weg zum perfekten Roastbeef. Hier reichen wenige Minuten Ruhezeit vor dem Anschneiden.

Um ein gutes Roastbeef auf den Punkt hinzubekommen, braucht man ein Bratenthermometer zum Messen der Kerntemperatur. Die sollte bei 56 – 58 Grad liegen. Dann ist es durchgehend schön rosa.

So ein Thermometer ist eine Anschaffung, die sich lohnt, übrigens auch für die Zubereitung von Steaks.

Dieses Gericht ist für 4 Personen berechnet. Bleibt etwas übrig, hat man am nächsten Tag einen wunderbaren kalten Bratenaufschnitt.

Noch ein Tipp: Fleisch sollte nie aus dem Kühlschrank herausgenommen und sofort zubereitet werden. Holen Sie es mindestens 1 Stunde vor dem Braten aus der Kälte und lassen sie es Raumtemperatur annehmen.

Bei diesem Gericht wird das Fleisch mariniert. Es darf gerne über Nacht in der Marinade liegen, mindestens aber für 2 Stunden.

Los geht's:

1,2 Kilo Roastbeef
2 EL Sojasauce
Meersalz, Pfeffer aus der Mühle
2 EL kleingeschnittene Kräuter (Rosmarin, Thymian)
1 frische Knoblauchzehe
1 EL gemahlener Espresso oder Kaffee

1 EL dunkler Honig
Etwas Chilipulver
2 EL Olivenöl
1 EL Butter
6 mittelgroße Möhren
1 große Fenchelknolle
1 Bund Estragon oder 2 EL getrockneter Estragon
Prise Zucker, Prise Muskat

Das Fleisch, wenn nötig, waschen und trocknen.

Sehnen und die dicke Fettschicht vorsichtig mit einem scharfen Messer auslösen. *Fragen Sie Ihren Metzger, ob er das für Sie erledigt.*

Aus Sojasauce, Honig, Kräuter, Salz, Pfeffer, Espresso (dies ist kein Tippfehler!), gehacktem Knoblauch und etwas Chili eine Marinade anrühren.

Die Marinade in einen ausreichend großen Gefrierbeutel füllen. Das Fleisch in den Beutel geben und die Luft herausdrücken. Beutel gut verschließen. Jetzt kann das Fleisch ein Aromabad nehmen.

Nach der Marinierzeit den Backofen auf 80 Grad vorheizen.

Das Fleisch aus der Marinade nehmen und leicht abtupfen.

In einer Pfanne Olivenöl und Butter heiß werden lassen. Das Fleisch von jeder Seite 3 Minuten scharf anbraten.

Anschließend auf ein Backblech legen und die

Marinade darüber gießen. In dem vorgeheizten Backofen auf mittlerer Schiene garen. Nach zwei Stunden die Kerntemperatur messen. Sie sollte zwischen 56 – 58 Grad liegen.

In der Zwischenzeit die gewaschenen Möhren schälen und in schräge Scheiben schneiden. Den Fenchel vierteln und den harten Strunk entfernen. Fenchel in Spalten schneiden, Estragonblätter zerkleinern.

Gemüse in einen großen Topf geben. Zu drei Viertel mit Wasser auffüllen und leicht salzen. Estragonblätter hinzufügen und aufkochen lassen. Hitze reduzieren und das Gemüse ca. 15 Minuten garen. Es sollte noch ein wenig Biss haben. Mit Zucker, Muskat und Pfeffer abschmecken.

Das Fleisch (nach seiner Ruhezeit) auf einer Platte anrichten, aufschneiden und mit Meersalz bestreuen. Mit dem Gemüse und knusprigem Baguette servieren.

Zubereitungszeit: 1 Stunde + Marinierzeit + Garzeit

LACHS-PIZZA MIT KARAMELLISIERTEN COCKTAILTOMATEN UND DILL

Für 2 Personen

1 runder fertiger Pizzateig aus der Frischetheke

125 g Crème fraîche mit Kräutern

200 g geräucherter Lachs (Graved Lachs)

6 getrocknete Tomaten in Öl

1 rote Zwiebel

10 kleine Cocktailtomaten

6 schwarze Oliven ohne Stein

100 g gehobelter Parmesan

1 EL Kapern oder 5 geviertelte Kapernäpfel

1/2 Bund frischer Dill
Meersalz, Pfeffer aus der Mühle
1 EL brauner Zucker zum Karamellisieren

Bei Ober/Unterhitze den Backofen auf 230 – 250 Grad vorheizen.
Vorher das Gitter entnehmen.

Cocktailtomaten waschen und halbieren. Zwiebel abziehen und in Ringe schneiden. Oliven in Scheiben schneiden. Getrocknete Tomaten in feine Streifen schneiden.

In einer beschichteten Pfanne den Zucker einstreuen. Bei mittlerer Hitze den Zucker langsam auflösen lassen. Ist der Zucker aufgelöst, die Cocktailtomaten mit der Schnittseite nach unten in die Pfanne legen. Hitze höher schalten und die Cocktailtomaten einige Minuten im Sirup schmoren lassen. Von der Herdplatte ziehen.

Den Pizzateig mit Backpapier auf das Gitter legen. Crème fraîche gleichmäßig auf dem Teig verteilen. Jetzt die Streifen getrockneter Tomaten verteilen. Ebenso die Oliven-Scheiben, Zwiebelringe und Kapern. Mit Meersalz und Pfeffer würzen. 1 EL Öl aus dem Glas der getrockneten Tomaten über die Pizza träufeln.

Die Pizza im heißen Backofen auf mittlerer Schiene ca. drei Viertel der vorgegebenen Zeit vorbacken. Der Rand sollte schon leicht braun werden.

Pizza mit Gitter vorsichtig herausnehmen.

Die Cocktailtomaten auf der Pizza verteilen und mit dem Käse bestreuen.

Pizza fertig backen, bis der Käse zerlaufen ist.

Die Pizza auf einem Teller oder Brett anrichten. Jetzt die Lachsstücke auf der heißen Pizza verteilen und mit Dillspitzen garnieren. Mit Pfeffer aus der Mühle leicht würzen.

Zubereitungszeit: 40 Minuten + Backzeit.

GEBACKENE OFENKARTOFFEL MIT PFIFFERLINGEN UND FRÜHLINGSCREME

Für 2 Personen

- 2 große oder 4 mittelgroße Ofenkartoffeln
- 200 g Pfifferlinge oder braune Champignons
- 2 EL Crème fraîche
- 2 EL saure Sahne
- 2 EL Frischkäse
- 1 EL Rapsöl kalt gepresst
- 1 EL Olivenöl
- 1 Bund Schnittlauch

3 Frühlingszwiebeln
1,2 Bund Petersilie
1,2 Bund Kerbel
5 Radieschen
Salz, Pfeffer aus der Mühle, Spritzer Zitronensaft

Die Kartoffeln waschen, trocknen und einzeln in Alufolie wickeln. Kartoffeln in den Ofen legen und für ca. 1 Stunde bei 200 Grad Ober/Unterhitze auf der mittleren Schiene weich garen.

Crème fraîche, saure Sahne und Frischkäse mit dem Rapsöl zu einer Creme verrühren. 1 Frühlingszwiebel, 1 – 2 Bund Schnittlauch, Petersilie und Kerbel klein hacken. Mit den sehr fein geschnittenen Radieschen zur Creme dazugeben und untermischen. Mit Salz, Pfeffer und Zitronensaft würzen.

Die Pilze putzen und, wenn nötig, Vierteln.

Das Olivenöl in einer Pfanne erhitzen und die Pilze kräftig anbraten. Dabei mehrmals wenden. Sobald die Flüssigkeit verdampft ist, und die Pilze anfangen zu duften, mit Salz und Pfeffer würzen.

Die Kartoffeln aus dem Ofen nehmen und vorsichtig auspacken. Längs aufschneiden und mit Meersalz bestreuen. Frühlingscreme und Pilze großzügig auf den Kartoffeln verteilen. Mit dem restlichen Schnittlauch bestreuen.

MERLOT – DER WEICHE

»Bei uns in der Region bevorzugen wir den Merlot«, sagt Michelle Gaultier. »Aber wenn Sie jetzt glauben, Merlot ist eben Merlot, dann täuschen Sie sich gewaltig.«

Die Wirtin betreibt ihre kleine, in einem ehemaligen Weinkeller untergebrachte Gastwirtschaft hier im französischen Südwesten. Die Stadt Bergerac liegt nur ein paar Kilometer entfernt.

»Wir bieten nichts Besonderes, dafür aber ein ehrliches südfranzösisches Essen«, untertreibt die Wirtin. Sie blättert die üppige Karte auf und zeigt uns die verschiedenen Merlotweine, die sie zu ihren Gerichten ausgewählt hat.

Doch was passt wozu? In ihrem Restaurant wird das nicht zur »Qual der Wahl«, denn sie empfiehlt nach der Bestellung einen Wein, der den Geschmack des Gerichtes betont.

Und zu Hause? Woran orientiert man sich da?

»Herumprobieren«, sagt sie und lacht. Überhaupt sei das die beste Methode, denn jeder Gaumen sei anders, und jeder Wein löse bei den Genießern eigene Gefühle aus. Gefühle?

»Ja«, sagt sie. »Weine können einen auf eine Reise in die Kindheit schicken. Etwa bei einem leichten Mandelgeschmack auf den Rummelplatz mit den leuchtenden Farben, Bratäpfeln und dem Geklingle von Spielautomaten. Oder in den großelterlichen Garten mit seinen Düften nach Kirschen, Erde und sandigen Möhren, die man aus dem Boden zieht und mit all dem Dreck daran wegknabbert.«

Das sei überhaupt der schönste Effekt beim Weintrinken, davon ist Michelle Gaultier überzeugt. Sie beugt sich mit Verschwörermiene nach vorn und sagt: »Und wenn man viel Glück hat ... ich meine wirklich sehr, sehr viel Glück, dann schmeckt man nach einem Schluck Wein seinen ersten Kuss.«

Sie nickt todernst.

»Wein ist magisch. Ein Zauberer. Er lockt die Liebe hervor. Und manchmal auch die süße Erinnerung daran.«

Dann entschuldigt sich die Wirtin, sie müsse noch schnell in der Küche nachsehen, ob die Vorbereitungen für den Abend angelaufen seien.

Sie huscht durch das mittelalterlich anmu-

tende Lokal, in dem früher Weinfässer gelagert
wurden. Die aus Ziegelsteinen gemauerte Decke
ist abgerundet und die Bögen, die einzelne Berei-
che des Restaurants abtrennen, wirken wie eine
Aufforderung zum Nähertreten.

Ab 18 Uhr nehmen hier die Gäste Platz an
den abgewetzten Holztischen mit ihrer Jahrhunderte alten Patina. Vereinzelt trennen Weinfässer, auf denen Kerzen brennen, die Tische von-
einander ab.

Man glaubt sich ins Mittelalter versetzt. Da
mag vor der Festungsmauer das feindliche Heer
lagern oder auch nicht, hier erzählt man sich
Heldengeschichten, es wird zusammen gegessen
und dazu ein guter Roter getrunken. Für irgendetwas müssen die Schlachten ja gut sein.

Michelle hat sich eine karierte Schürze um-
gebunden und kommt mit einer geöffneten Flasche Merlot und zwei Gläsern zurück.

»Den müssen Sie probieren«, sagt sie, schenkt
ein und fordert mich auf, am Glas zu riechen.

»Und? Was nehmen Sie wahr?«, fragt sie mit
neugierigen Augen.

Ein fruchtiges Aroma steigt mir in die Nase.

»Es riecht nach Johannisbeeren und süßen Gewürzen, ein wenig Pflaume, Feige und ...«

»Ja?«, fragt Michelle. »Was noch?«

»Kuchen. Frisch gebackener Früchtekuchen.«

»Voilà«, sagt Michelle, prostet mir zu und
nimmt einen Schluck.

Sie sieht mich dabei an, als hätte ich gerade

ein Weinschmecker-Zertifikat erworben. Dabei war es ganz einfach.

Das Bukett hat nicht zu viel versprochen, auch im Geschmack finden sich die Aromen wieder. Auffällig säurearm, geradezu weich präsentiert sich der Wein. Samtig und mit einer dezenten Tanninstruktur.

»Ich beziehe alle meine Merlots aus der Region«, sagt sie. Dafür besuche sie regelmäßig die Winzer hier, jenseits der Gironde und der Garonne, und verkoste die Weine. Und weil sie sich inzwischen damit bestens auskennt, schreibt sie darüber auch in einem Weinmagazin.

»Jedes Jahr haben die Weine andere Nuancen«, sagt sie. Die meist positiven Ergebnisse hätten mit der unkomplizierten Rebe zu tun.

Veredelt wird die Merlot-Traube oft mit dem Cabernet Sauvignon. Sie macht ihn weicher, gehaltvoller und im Geschmackserlebnis runder. Der höhere Alkoholgehalt korrespondiert mit einem geringeren Tannin- und Säuregehalt. Dabei bieten Merlotweine neben ihrer weichen Textur eine Geschmacksvielfalt, die bis zu cremigen Noten reicht.

Rar, teuer und berühmt sind die Pomerol-Weine und die Gewächse von Saint Emilion. Gerade letztere gehören zum Segment der teuersten Rotweine überhaupt. Der Preis steigt dann nach Jahren der Lagerung an, weil diese Rebsorte eine immer feinere Struktur entwickeln.

Doch will man die Fülle eines guten Merlots

genießen, muss man nicht tief in die Tasche greifen. Hier ist der Entdeckergeist gefragt, mit dem man in den Regalen der Weinhändler und Supermärkte echte Schnäppchen finden kann.

Gerade der Merlot lädt dazu ein, seine eigene Lieblingsabfüllung zu suchen. Aber zu welchem Essen passt er nun besonders gut?

»Essen und Wein sind Liebende«, sagt Michelle. »Sie müssen sich einander zuneigen und tief in die Augen sehen, bevor sie sich am Tisch vereinen.«

Und was heißt das?

Michelle Gaultier: »Das Essen muss sich auf den Wein vorbereiten und darf gern seine Aromen verstärken. Das ist ein Geben und Nehmen.«

Außer im Südwesten Frankreichs wird der Merlot wegen seiner Unkompliziertheit auch in vielen anderen Lagen angebaut: Im Tessin und in Norditalien erfreut sich die Traube ebenfalls großer Beliebtheit.

Selbst aus Kalifornien kommen gute bis sehr gute Merlot-Weine, die durch ihre geschmeidigen Aromen-Facetten überzeugen. Auch Argentinien und Chile exportieren immer bessere Qualitäten nach Europa. Selbst in Neuseeland werden beste Merlot-Weine hergestellt, die vorwiegend aus der Region Hawkes Bay stammen und durch ihre Reichhaltigkeit bestechen.

»Und wozu passen sie besonders gut?«, frage ich.

Die Dame des Hauses erhebt sich, weil sie nun

endlich in die Küche müsse, deutet auf ihre Karte und sagt: »Sehen Sie mal hinein.«

Tagesaktuell gibt es Kräuterpasteten, Kalbsleber, Ente, Gans, Wild sowie Schinken- und Wurstplatten sowie angewärmter Camembert als Nachspeise.

KALBSLEBER-STREIFEN IN BALSAMICO

Für 2 Personen

400 g Kalbsleber in Streifen geschnitten
2 Schalotten
1 Fleischtomate
2 EL dunkle Sojasauce
3 EL Aceto Balsamico
2 EL gemischte gehackte Kräuter (Majoran, Rosmarin, Petersilie)
Wegen der ätherischen Öle gern frische Kräuter benutzen. Getrocknete funktionieren auch, doch sollte man dann sparsamer dosieren.
5 cl Rotwein
1 TL kräftiger Honig, z.B. Avocado-Honig
2 EL Olivenöl
1 EL Butter
Salz, Pfeffer aus der Mühle, Paprika
1 kleiner Radicchio
1 Schalotte

1 Knoblauchzehe
2 Scheiben Ciabatta

Den Radicchio putzen, den Salat vierteln und den weißen Strunk herausschneiden. Dann waschen, gut trocknen, anschließend schütteln.

Ciabatta in Würfel schneiden. Eine Pfanne mit der aufgeschnittenen Knoblauchzehe einreiben, was ein feines Knoblaucharoma ergibt.

1 EL Olivenöl hineingeben und erhitzen. Die Ciabattawürfel im heißen Öl von allen Seiten knusprig braten. Herausnehmen und auf Küchenpapier abtropfen lassen. Beiseitestellen.

In derselben Pfanne die Schalotte und den Radicchio mit wenig Olivenöl bei geringer Hitze ca. 5 Minuten braten. Hin und wieder wenden. Mit Salz und Pfeffer abschmecken. Warmhalten.

Olivenöl und Butter erhitzen und die Kalbsleberstreifen von allen Seiten ca. 2 Minuten scharf anbraten. Ich verzichte hier auf das Wenden in Mehl. Es ist nicht zwingend nötig und erhöht die Kalorienzahl. Die Leber herausnehmen und mit Pfeffer, Paprika und ein wenig Salz würzen. Abgedeckt warmhalten. Stellen sie den Teller einfach in den angewärmten Backofen.

Die gewürfelte Tomate und die klein geschnittenen Schalotten im Bratensatz andünsten. Mit Sojasauce, Rotwein und Balsamico ablöschen. Die Kräuter dazu geben und mit Honig verfeinern. Mit Salz und Pfeffer abschmecken. Einkochen lassen, die Leberstreifen in die Sauce geben und heiß werden lassen.

Dann mit der Sauce auf Tellern anrichten, den gebratenen Radicchio dazulegen und mit den gerösteten Ciabattawürfeln garnieren.

Zubereitungszeit: 45 Minuten.

HERZHAFTE KNABBER-RIPPCHEN MIT ROSMARINKAR-TOFFELN

Für 2 Personen

> 500 g fleischige Rippchen am Stück
> 1 EL Tomatenmark
> 1 unbehandelte Orange
> 3 EL Sojasauce
> 1 EL Senf, z.B. Dijonsenf
> 1 EL Honig
> 1 EL mediterrane Kräuter (z.B. Rosmarin, Thymian, Oregano)
> 3 EL Olivenöl
> Salz, Pfeffer aus der Mühle
> 10 kleine festkochende Bio-Kartoffeln
> 1 Zwiebel

1 – 2 Stängel Rosmarin

Orangenschale abreiben und den Saft auspressen. Beides mit Tomatenmark, Honig, Senf, Kräutern, Sojasauce und Öl vermischen und mit Salz und Pfeffer würzen. Die Rippchen mit der Marinade einreiben und mindestens 30 Minuten ziehen lassen. Ich nehme gerne einen ausreichend großen Frischhaltebeutel und gebe die Rippchen mit der Marinade hinein. So lässt sich die Marinade in das Fleisch gut einmassieren, und es ist von allen Seiten mit der Marinade bedeckt.

Die Kartoffeln gut waschen, denn sie werden in der Schale gegart.

Den Backofen auf 220 Grad vorheizen. Die Rippchen auf ein Backblech legen. Die halbierten Kartoffeln mit der geviertelten Zwiebel um das Fleisch legen, etwas Olivenöl darüber träufeln und mit Salz und Rosmarinnadeln würzen.

Alles ca. 45 Minuten braten. Hin und wieder wenden und mit der restlichen Marinade bestreichen. Die Rippchen sollten knusprig und die Kartoffeln innen weich sein.

Die Rippchen mit den Rosmarin-Kartoffeln auf einer Platte anrichten.

Die zerteilten Rippchen dürfen gerne mit den Fingern gegessen werden.

Zubereitungszeit: 1 Stunde.

FRANZÖSISCHER WEICHKÄSE, Z.B. CHAUMES LE CRÉMIER AUS DEM OFEN MIT ZUCCHINI-SPIESS UND WALNUSSBROT

Für 2 Personen

- 1 ganzer Chaumes le Crémier (250 g)
- 1 kleine Zucchini
- 1 EL Majoran
- Salz, Pfeffer aus der Mühle
- 2 Scheiben Walnussbrot

2 Schaschlikspieße
2 EL Olivenöl

Den Chaumes auf ein Ofenblech stellen und bei 160 Grad ca. 30 Minuten backen. Kurz vor Ende der Garzeit mit einem scharfen Messer kreuzweise einen Zentimeter tief in die Oberfläche schneiden.

Zucchini waschen, in Scheiben schneiden und vierteln. Die Schaschlikspieße mit Olivenöl einreiben. Die geviertelten Zucchini würzen und auf die Spieße stecken. Olivenöl in der Pfanne erhitzen, dann die Spieße von allen Seiten anbraten, bis sie gar, aber bissfest sind.

Den Käse aus dem Backofen nehmen und mit den Zucchini-Spießen und dem Walnussbrot heiß servieren.

Zubereitungszeit: 30 Minuten.

WAS IST EIN CUVÉE?

Selten werden die Weine sortenrein, also nur aus einer Rebsorte bestehend, vinifiziert. Um die Qualität zu steigern, vergären die Winzer verschiedene Rebsorten in einem Fass. Fingerspitzengefühl, wetter- und bodenbedingte Ausbeute des Jahrgangs und die besonderen Eigenschaften der einzelnen Trauben bestimmen hier das Mischungsverhältnis. Dazu kommen die örtlichen Vorschriften dessen, was zugelassen ist.

Eine gute Cuvée trägt also immer die Handschrift, das Können und die Erfahrung der Winzer. Ein Médoc etwa besteht aus vier unterschiedlichen Rebsorten, ein jahrgangsloser Champagner aus verschiedenen Trauben-Jahrgängen. Auf den Etiketten französischer Weine erkennt man das Cuvée oft an der Bezeichnung

»Assemblage«.

PRIMITIVO – DER VERKANNTE

Lange Zeit blieb der Primitivo in Deutschland unentdeckt, doch seit einigen Jahren heißt es: »A star is born!« Überwiegend wird diese Rebsorte in den sonnenverwöhnten Weinbergen Süditaliens angebaut. Und das seit 250 Jahren. Hier, inmitten des mediterranen Klimas des adriatischen Meeres auf der apulischen Halbinsel Salento, umweht vom Scirocco, gedeiht auf den kargen Kalksteinfelsen dieser kraftvolle Wein mit seiner rubinroten Farbe.

Oft sind die »Winemakers« Familienbetriebe, die in Apulien, dem Stiefelabsatz Italiens, mit ihrer Erfahrung die regionalen Produkte immer weiter verfeinern.

Berühmt und geschätzt sind inzwischen die Primitivos, die das DOC-Siegel »Primitivo di Mandura« erhalten. Auch die Kennzeichnung

»Primitivo di Puglia« verheißt einen verlässlichen Genuss.

Mag sein, dass es der Wein wegen seines Namens bei uns so viele Jahre schwer hatte. Dabei heißt »primitivo« keinesfalls primitiv, sondern stammt vom lateinischen »primativus« und dem italienischen »prima«. Das deutet auf die Qualität und die frühe Reife der Trauben hin. Seit Neuestem wissen wir dank DNA-Analysen, dass es sich bei dem kalifornischen Zinfandel um die gleiche Rebsorte handelt. Und wie geht das? Weinexperten vermuten, dass beide auf die alte, kroatische Sorte Crljenak zurückgehen.

Weil die Trauben unterschiedlich schnell reifen, ist oft eine aufwendige Nachlese notwendig. Doch die Mühe der Winzer lohnt sich: Auch wenn es ihm ein wenig an Komplexität fehlt, ist der Primitivo doch elegant, fruchtig und vollmundig, wobei sich die Gerbstoffe warm und weich an den Gaumen schmiegen. Zuweilen sind die Fruchtaromen sogar verschwenderisch reichhaltig.

Wer ihn trinkt, spürt am Gaumen die Aromen von Zimt, Nelken und weißem Pfeffer. Öfter weht eine Prise Waldfrüchte um die Nase, und bei manchen Jahrgängen wird's sogar schokoladig. 13 bis 16 Prozent Alkoholgehalt weisen die Weine auf. Mit derart breiter Brust eignet er sich als besonderer Begleiter für deftige Speisen wie Wild- und Pilzgerichte, Ente, Pasta, süß-scharfe Currys, gegrilltes Lamm und Schmorbraten.

PIZZA MIT SPINAT, CHORIZO UND CHAMPIGNONS

Für 2 Personen

1 Paket fertigen Pizzateig aus dem Kühlregal
1 kleine Dose gehackte Tomaten
6 frische braune Champions
30 g Chorizo dünn geschnitten
1 Handvoll gefrorener Blattspinat
1 frische Knoblauchzehe
1 EL Natives Olivenöl
1 Kugel Mozzarella oder herzhafter: ein Stück
Blauschimmelkäse oder Parmesan am Stück
2 Sardellenfilets
Oregano, Salz, Pfeffer aus der Mühle

Den Spinat in ein Sieb geben und auftauen lassen. Für die Tomatensugo die Tomatenstücke in einem kleinen Topf erhitzen. Mit den kleingeschnittenen Sardellenfilets, Oregano, Salz und Pfeffer würzen.

Wann immer ich mit Tomatensaucen arbeite, gebe ich eine Mini-Prise braunen Zucker hinzu. Das rundet die Säure ab. Warum brauner Zucker? Ich habe keinen weißen im Haus ...

Solange köcheln lassen, bis die Flüssigkeit verdampft ist und eine dickflüssige Soße entsteht. Gelegentlich umrühren.

Den Backofen auf 220 – 230 Grad vorheizen. Sollte es eine Pizzastufe geben, gerne einschalten.

Den Pizzateig ausrollen und mit der Gabel einstechen, so haftet der Belag besser.

Ich lege die Pizza jetzt auf das Gitter. Später ist sie zu schwer, und der Belag gerät ins Rutschen.

Die Champignons mit einem feuchten Tuch abwischen und in Scheiben schneiden. Auch den Mozzarella in Scheiben schneiden.

Anschließend den aufgetauten Spinat gut ausdrücken.

Die Pizza mit der Tomatensugo bestreichen. Mit Chorizoscheiben und dem auseinandergezupften Spinat belegen. Hauchdünne Scheiben von der Knoblauchzehe im Spinat verteilen und mit etwas Pfeffer aus der Mühle würzen. Die Champignons verteilen. Mozzarellascheiben oder Blauschimmelkäse in Stückchen auf die Pizza geben, mit gehobeltem Parmesan bestreuen und zum Schluss mit dem Olivenöl beträufeln.

Die Pizza im unteren Bereich des heißen Backofens backen, bis der Rand knusprig und der Käse zerlaufen ist. Je nach Backofen 10 – 15 Minuten.

Unbedingt beobachten, damit er nicht zu braun wird.

Zubereitungszeit: 45 Minuten.

Lässt man die Chorizo weg, hat man eine wunderbare vegetarische Variante.

BANDNUDELN MIT SCHWEINEFILET-SPITZEN IN ORANGEN-PFEFFERSAUCE

Für 2 Personen

300 g Schweinefiletspitzen oder Filet am Stück
200 g Tagliatelle oder andere Bandnudeln
1 EL Pfefferkörner aus dem Glas
1 EL Senf
1 TL Honig
1 Glas Kalbsfond
1 Becher Crème fraîche
1 unbehandelte Orange
2 Schalotten

1 TL Tomatenmark

4 cl trockener Sherry oder Cognac

1 EL frische glatte Petersilie, notfalls auch gefrier getrocknet

2 EL Natives Olivenöl

2 EL Butter

Salz, Pfeffer aus der Mühle, Paprika

Die Tagliatelle nach Packungsangabe bissfest kochen. Das Schweinefilet waschen und trocken tupfen. Filet am Stück in dicke Scheiben schneiden und vierteln. Olivenöl und 1 EL Butter erhitzen und die Stücke von allen Seiten scharf anbraten. Mit Salz, Pfeffer und Paprika würzen.

Das Fleisch aus der Pfanne nehmen und zugedeckt warmhalten. Die klein geschnittenen Schalotten mit den zerstoßenen Pfefferkörnern (*das geht am leichtesten im Mörser, notfalls mit einem Löffel zerdrücken*) andünsten und mit dem Sherry oder Cognac ablöschen.

Die Hälfte von dem Kalbsfond hinzugeben. Senf, Honig, Tomatenmark, Abrieb und den Saft einer halben Orange einrühren und aufkochen lassen. Crème fraîche unterheben und mit Salz, Pfeffer und Paprika abschmecken. Zum Schluss 1 EL sehr kalte Butter einrühren, das bindet die Sauce nochmals. Das Schweinefilet in die Sauce geben und heiß werden lassen.

Die Tagliatelle gut abtropfen lassen und mit dem Filet in Sauce servieren.

Die Petersilie auf der Sauce verteilen.

Zubereitungszeit: 40 Minuten

GRATINIERTE SÜSS-SCHARFE KÜRBISSPALTEN

Für 2 Personen

> 1 kleiner Hokkaido-Kürbis, ca. 600 Gramm
> 1 Bio-Zitrone
> 3 rote Zwiebeln
> 1 rote Chilischote
> 1 gehäufter EL Mandelblättchen
> 1 EL kräftiger Honig
> 1 frische Knoblauchzehe
> 100 g Ziegenfrischkäse
> 50 Gramm Parmesan
> 4 EL Natives Olivenöl
> 1 EL Thymian
> Salz, Pfeffer aus der Mühle

Den Kürbis waschen, vierteln, mit einem Löffel die Kerne herausschaben und in Spalten schneiden. Die Schale muss nicht entfernt werden. Zwiebel schälen und in Spalten schneiden. Die

Chilischote längs halbieren, entkernen und in feine Streifen schneiden. *Hierzu am besten Einweghandschuhe tragen und nicht mit den Händen an die Augen kommen!*

Backofen auf 200 Grad Ober/Unterhitze vorheizen.

Knoblauch abziehen und in feine Scheiben schneiden. Abrieb und Saft der Zitrone mit Zwiebeln, Chilistreifen, Knoblauch und Olivenöl vermischen. Die Kürbisspalten auf einem Backblech verteilen, mit Salz, Pfeffer und Thymian würzen. Etwas Thymian zurückbehalten. Mit der Marinade überziehen.

Kürbisspalten im Ofen für 20 Minuten garen. Dann den Ziegenkäse zerbröseln und mit dem gehobelten Parmesan über den Kürbis verteilen. Mandelblättchen hinzugeben und den Honig kreisförmig von außen nach innen darüber ziehen.

Noch mal für ca. 5 Minuten im heißen Ofen gratinieren. Mit dem restlichen Thymian garnieren und servieren.

Zubereitungszeit: 45 Minuten

UND SO ENTSTEHT ROTWEIN

Weiße Trauben ergeben Weißwein, rote Trauben Rotwein? Nein, so einfach ist das nicht. Rotweine bestehen zwar immer aus sogenannten »schwarzen« Trauben, doch der rote Farbstoff befindet sich in den Zellen der Schalen, während der Saft farblos ist.

Bei der Herstellung des Rotweins wird die gesamte Frucht (also mit Schalen) zerdrückt und gärt anschließend zusammen mit dem Saft, während beim Weißwein nur der Saft der Trauben verarbeitet wird. Dann kommt es auf die Dauer und Temperatur bei der Gärung an.

Zu lange *Maischung* führt zu einem rauen und eher mit Bitterstoffen angereichertem Wein, während zu hohe Gradzahlen zu einem Verlust des frischen Fruchtaromas führen. Bei diesem Prozess sind handwerkliches Können, Sensibilität und Erfahrung der Winzer besonders gefragt.

Weil die Abgabe des Farbstoffs bei höheren Temperaturen besser funktioniert, wird die Gärungstemperatur bei der Herstellung von Rotwein angehoben. Der Prozess wird dann solange in Gang gehalten, bis sich der gesamte Fruchtzucker in Alkohol verwandelt hat. Aus diesem Grund sind Rotweine meist trocken. Gibt es nur teilweisen Kontakt des Traubensaftes mit den Schalen, entstehen Rosé-Weine.

Auch die verschiedenen Farbnuancen entstehen auf diese Weise. Einige Rotweine sollten jung getrunken werden, andere lassen sich prima über Jahre lagern. Da die Schalen beim Gärungsprozess immer in Kontakt mit dem Wein sind, entwickelt sich aus den Tanninen eine kräftige Struktur, das Bukett und die Textur.

Weil dieses bei einigen Trauben genügend Zeit braucht, wird der Wein edler, wenn er jahrelang in einem Weinkeller lagert.

Diese Geschmacksentwicklung in den Schalen wird übrigens je nach Sonnenwärme bei der Reifung der Trauben befördert. Deshalb wird Rotwein auch meist in wärmeren Regionen angebaut, während Weißweine diese Sonnenbestrahlung nicht so dringend zur Geschmacksveredlung benötigen.

NERO D'AVOLA – SIZILIANISCHER PRINZ

Lunga vita alla Sicilia! Hauptsächlich auf dieser italienischen Insel wird »der Schwarze von Avola« produziert. Der Name leitet sich vom Aussehen der Trauben und von der am südlichsten Zipfel der Insel gelegenen Stadt Avola ab. Wird er sortenrein ausgebaut, also nicht mit anderen Reben vermischt, erhält er auch später seine dunkelrote Farbe.

Die Einheimischen nennen die Trauben gern auch Calabrese, allerdings stammen sie ursprünglich nicht aus Kalabrien, sondern aus Griechenland. Ein Sonnenkind halt, das ehrfürchtig auch *Principe Siciliano*, also sizilianischer Prinz, genannt wird.

Auch dieser Wein erfuhr in den letzten Jahren seine Wiederentdeckung und zeichnet sich durch seinen edlen Charakter aus. Jahrzehntelang wurde er lediglich als Verschnittwein für Sorten wie Cabernet-Sauvignon, Merlot oder Shiraz eingesetzt, doch das hat sich grundlegend geändert.

Der Tropfen punktet mit einem frischen Geschmack und weist in den Aromen einen rauchigen Akzent auf. Dazu kommen Erinnerungen an Brombeeren, Kirschen, Anis und sogar Kieferzweige hoch. Das, was die Winzer in die Flaschen füllen, kann sich stark unterscheiden, denn bei der Traube lassen sich durch handwerkliches Geschick und ganz nach dem Klima des Reifejahres besondere Aromen herauskitzeln.

Welche kulinarischen Genüsse zu diesem sizilianischen Prinzen passen? Selbstverständlich die sizilianische Küche, wie die typische Caponata, eine Speise aus gedünsteten Auberginen mit Rosinen, Pinienkernen, Tomaten und Kapern. Oder auch zum Saltimbocca, zum ausgelösten, kurzgebratenen Rehrücken mit Kartoffelgratin oder Salsiccia. Gut harmoniert er aber auch mit einem Eintopf aus Rindfleisch, einem Rinderfilet und mit Büffelmozzarella.

SALTIMBOCCA ALLA ROMANA

Für 2 Personen

- 2 Kalbsschnitzel
- 2 Scheiben Parmaschinken
- 2 Blätter Salbei
- 3 EL Butter
- 4 cl Weißwein
- Salz, Pfeffer aus der Mühle

Das Kalbfleisch mit einem Fleischklopfer flach klopfen. *Sie können das Fleisch auch zwischen Frischhaltefolie legen und mit einem schweren, flachen Gegenstand (Pfanne) vorsichtig flach klopfen. Es wird dadurch wesentlich zarter.*

Auf jede Kalbfleischscheibe eine Scheibe Parmaschinken und etwas Salbei legen. Alles zusammen mit einem hölzernen Zahnstocher fixieren.

In 2 EL heißer Butter das Fleisch ca. 2 Minuten von jeder Seite anbraten.

Mit Salz und Pfeffer würzen, aus der Pfanne nehmen und warm stellen.

Den Bratensatz mit dem Weißwein ablöschen,
etwas einkochen lassen, die restliche Butter einrühren und nochmals abschmecken. Das Fleisch
zurück in die Pfanne geben und heiß werden lassen.

Dazu schmecken knuspriges Ciabatta und grüner Salat.

Zubereitungszeit: 20 Minuten.

FUSILLI MIT SALSICCIA

Salsiccia sind italienische Schweinswürste, die es beim Metzger oder in jeder gut sortierten Fleischtheke im Supermarkt gibt.

Für 2 Personen

200 g Salsiccia
200 g Fusilli
2 Schalotten
2 Fleischtomaten
1 Knoblauchzehe
100 g gegarte weiße Bohnen
5 Salbeiblätter
2 EL Olivenöl
Pfeffer, wenig Salz
50 ml Wasser

Die Pasta nach Packungsanleitung al dente kochen.

Die Fleischtomaten einritzen und mit kochendem Wasser überbrühen, häuten und in Stücke teilen. Schalotten abziehen und in feine Stücke schneiden.

Die Haut der Würstchen aufschneiden und das Brät in gleichgroße Stücke teilen. Das Olivenöl erhitzen und die Salsicciastücke gleichmäßig von allen Seiten anbraten.

Die Schalotten hinzugeben und kurz andünsten. Die Tomatenstücke mit dem Knoblauch hineingeben und alles ca. 3 Minuten braten. Anschließend die abgeseihten, gekochten Bohnen, die Salbeiblätter und das Wasser hineingeben.

Das Ganze 15 Minuten köcheln lassen und etwas Wasser nachgießen, wenn die Flüssigkeit zu sehr verdampft. Es sollte keine trockene Masse werden.

Die Pasta abgießen und unter die Salsiccia-Pfanne mischen. Mit Pfeffer und, wenn nötig, Salz abschmecken und heiß servieren.

CAPONATA

Für 2 Personen

1 Aubergine
3 Stangen Staudensellerie
100 g grüne Oliven
25 g Rosinen
25 g Pinienkerne
1½ EL Kapern
4 EL Natives Olivenöl
1 EL Balsamico
Salz, weißer Pfeffer

Dieses Gericht schmeckt nach dem Ziehen (gern über Nacht) deutlich besser.

Die Rosinen in warmem Wasser einweichen. Bevor es in die Pfanne geht, gut ausdrücken.

Die Aubergine waschen und in Würfel schneiden. Staudensellerie putzen, waschen und in feine Ringe zerkleinern. Die Oliven notfalls entkernen und vierteln.

Die Hälfte des Öls in einer Pfanne erhitzen und die Auberginenstücke braten, bis sie weich sind. Dabei ständig umrühren. Die Auberginenstücke in eine Schüssel füllen und das restliche Öl erhitzen. Dann alle anderen Zutaten unter Rühren braten, bis der Sellerie weich ist, aber noch Biss hat. Den Balsamico dazugeben, kurz mitkochen und alles zusammen zu den Auberginenstücken geben. Mit Salz und Pfeffer abschmecken, gründlich mischen und die Aromen sich verbinden lassen.

Zubereitungszeit: 30 Minuten ohne Ruhezeit.

TEMPRANILLO – DER FEURIGE

»K leine Frühe«, lässt sich der Name dieses Weines übersetzen. Die Bezeichnung trägt er, weil seine Trauben relativ klein sind und früher reifen als Grenache-Trauben. »Kleine Frühe« hört sich zwar nach einem plätschernden Bach im Wald an, nach summenden Insekten, kleinen Kieselsteinen und lustigen Kaulquappen. Doch weit gefehlt: Der Tempranillo hat das Temperament eines feurigen Flamenco.

Dieser Wein, der traditionell in Nordspanien produziert wird, trumpft mit den Aromen frischer, roter Früchte auf und findet immer mehr Anhänger. Besonders geschätzt werden die sanften Tannine und der nur sehr geringe Säuregehalt. Angebaut wird die Traube in fast jeder Weinbauregion, sei es nun in Rioja oder auch in

Ribera del Duero. Oft wird er als Cuvée mit der Grenache- und Carignan-Traube abgerundet.

In zahlreichen Winzereien wird er in Fässern aus amerikanischer Eiche ausgebaut. Das verleiht ihm Aromen von Vanille und Kokosnuss.

Längst gilt der Tempranillo als eine der bedeutendsten Rotweinsorten Spaniens. Jahrhundertelang wurde gerätselt, woher die Traube eigentlich stammt. Durchgesetzt hat sich diese Geschichte: Nach der Reconquista, der Rückeroberung Spaniens von den Mauren, siedelten sich in der Gegend von Rioja Zisterziensermönche an. Sie pflanzten die ersten Rebstöcke und tauschten sich intensiv mit den Winzern im französischen Burgund aus.

Doch der eigentliche Weinanbau in der Region ist einige Hundert Jahre älter, wie archäologische Funde beweisen. 2012 analysierte man das Wein-Gen und entdeckte, dass der Wein eine Kreuzung der Rebsorten Albillo Mayor und rotem Benedicto ist.

Auch hier überwiegen die fruchtbetonten Aromen und die Verbindung mit weichen Tanninen. Achten sollte man beim Kauf auf einen Barriqueausbau. Dabei wird der Wein in Eichenfässern gelagert, die speziell behandelt wurden. Bei diesen frisch hergestellten Fässern wurden die Dauben, also die Holzteile, aus denen das eigentliche Fass besteht, zum Biegen verkohlt. Diese Schicht erzeugt ein ausgeprägtes Vanille-Aroma im Wein. Außerdem werden geringe Mengen von

Tanninen (also Gerbstoffen) an die Weine abgegeben.

Doch was passt besonders gut zum Rioja? Gerichte aus dem Iberico-Schwein. Sollte einem das nicht gerade über den Weg laufen, dann kann man auch zum Schwäbisch-Hallischen Schwein greifen. Und wenn es ein vegetarisches Gericht werden soll, dann schmiegt sich konzentrierte Rote Bete besonders gut an den Tempranillo-Genuss.

KOTELETTS VOM IBERICO-SCHWEIN MIT VANILLE-MÖHREN

Für 2 Personen

2 Koteletts vom Iberico-Schwein

4 mittelgroße Möhren *(Sollte es Sandmöhren geben, gerne diese benutzen. Sie sind besonders aromatisch.)*

200 ml Gemüsebrühe

2 EL Natives Olivenöl

2 EL Butter

1 TL brauner Zucker

½ Vanilleschote

Meersalz, Pfeffer aus der Mühle, Rosenpaprika scharf

Etwas abgeriebene Zitronenschale (Bioqualität), einige Spritzer Zitronensaft

Die Möhren gründlich waschen und notfalls schälen. In 2 cm dicke, abgeschrägte Stücke schneiden.

In einer großen Pfanne die Gemüsebrühe erhitzen und die Möhren bei geschlossenem Deckel garen. Nach ca. 7 Minuten immer wieder mit einem Messer prüfen, ob sie weich genug sind. Mancher mag es gern auch al dente.

Die Möhren in ein Sieb gießen und abgedeckt warmhalten.

Die Koteletts trockentupfen und von beiden Seiten mit Pfeffer und Paprika würzen.

Schweine-Koteletts werden schnell zäh. Auch das gut marmorierte Fleisch vom Iberico-Schwein ist davor nicht gefeit. Ein Kotelett sollte z.B. nie direkt aus der Pfanne serviert werden. Es braucht mindestens fünf Minuten Ruhezeit, dann können sich die Säfte verteilen und das Kotelett bleibt saftig. Gesalzen werden die Koteletts erst, wenn sie fertig gebraten sind.

In einer zweiten Pfanne das Olivenöl mit 1 EL Butter erhitzen und die Koteletts von beiden Seiten jeweils 2½ – 3 Minuten scharf anbraten.

In der Zwischenzeit 1 EL Butter in der anderen Pfanne erhitzen, und den Zucker darin leicht karamellisieren lassen. Die Möhren mit dem ausgekratzten Mark der Vanilleschote, dem Zitronenabrieb und einem Spritzer Zitronensaft in die Pfanne geben. Alles gut vermischen und heiß werden lassen.

Wenn die Koteletts fertig sind, die Pfanne beiseite ziehen. Abdecken und das Fleisch ruhen lassen.

Die Iberico-Koteletts mit den Vanille-Möhren auf den Tellern anrichten und servieren.

Zubereitungszeit: 30 Minuten

MERGUEZ (LAMMBRAT-WÜRSTE) MIT SÜSS-SCHARFER SAUCE UND SALAT VON GRÜNEN BOHNEN

Für 2 Personen

4 Merguez
200 g grüne Bohnen
1 Stängel Bohnenkraut
1 rote Zwiebel
2 EL Rapsöl kalt gepresst

4 EL Natives Olivenöl (3 davon für die Pfanne)
2 EL Apfelessig
Meersalz, Pfeffer aus der Mühle
Prise Zucker
3 EL Honigsenf oder Honigsenfsauce
1 TL Harissa (scharfe Paprikapaste)

Die Enden der grünen Bohnen abschneiden und die Bohnen halbieren. Waschen und in ausreichend Salzwasser mit dem Stängel Bohnenkraut ca. 12 – 15 Minuten garen.

In ein Sieb schütten, kalt abbrausen und abkühlen lassen.

Die Zwiebel häuten und klein schneiden. Aus den Ölen, dem Essig, Salz, Pfeffer und einer Prise Zucker ein Dressing anrühren. Die abgekühlten Bohnen mit der Zwiebel und dem Dressing gut vermischen.

In einer Pfanne 3 EL Olivenöl erhitzen und die Würste langsam von allen Seiten braten, bis sie schön braun sind. Das dauert ca. 7 – 10 Minuten.

Den Honigsenf oder die Honigsenfsauce mit Harissa vermischen.

Die Lammwürste mit dem Bohnensalat auf den Tellern anrichten und dazu die süß-scharfe Sauce reichen.

Zubereitungszeit: 30 Minuten

ROTE-BETE-SALAT MIT SCHWARZEM HERINGS-KAVIAR

Für 2 Personen

3 kleine Rote Bete
1 kleines Glas Deutscher Kaviar aus Herings-
rogen oder Seehase (gibt es im Supermarkt)
1 säuerlicher Apfel
2 gekochte Eier
2 gekochte Kartoffeln
4 Scheiben Senfgurken
2 TL körniger Senf
2 EL Natives Olivenöl
1 EL Sherryessig
1 EL Aceto Balsamico
Meersalz, Pfeffer aus der Mühle

Die Rote Bete gründlich waschen und in einem Topf, knapp bedeckt mit Wasser, ca. 15 Minuten kochen. Hin und wieder mit dem Messer prüfen. Sie sollten noch Biss haben.

Die Eier ins kalte Wasser legen, Herdplatte andrehen und ca. 10 Minuten kochen lassen, bis die Eier hart sind. Abschrecken, abpellen und vierteln.

Rote Bete kalt abschrecken und mit einem Messer die Schale entfernen. *Tragen Sie hierbei besser Handschuhe, weil Rote Bete stark abfärbt.*

Die Rote Bete in Spalten schneiden, ebenso die abgepellten Kartoffeln.

Die Senfgurken in dünne Streifen schneiden.

Den Apfel schälen und in dünne Spalten schneiden.

Aus Senf, Essig, Öl, Meersalz und Pfeffer in einer Schüssel ein Dressing rühren. Die übrigen Zutaten, bis auf die Eier, unterheben und gut vermischen.

Den Salat auf Teller anrichten, die Eierviertel jeweils verteilen und mit dem Kaviar garnieren.

Wer möchte, kann glatte Petersilie oder Kresse darüberstreuen.

Zubereitungszeit: 30 Minuten.

PINOT NOIR – EIN EDLER ZEITGENOSSE

Dieser Star kommt als Zauberer und sich ständig verwandelnder Liebhaber daher. Pinot Noir lässt sich nicht so recht fassen, und seine Aromenpracht wechselt innerhalb seines faszinierenden Facettenreichtums.

Dem Pinot Noir ist nicht nur ein großer Auftritt garantiert, er berührt alle Sinne und schmeckt wie ein sinnlicher Kuss. Er ist Verführer und Geschmackserlebnis zugleich. Leere Versprechungen gibt es bei diesem Wein nicht.

Etwas Glück muss man bei der Auswahl schon haben und auch ein wenig mehr Geld sollte man einkalkulieren, aber dann ... Wem immer Sie ein Glas kredenzen, der wird nach einem ersten Schluck mit der Zunge schnalzen und »Ahh« ausrufen. Zumindest, wenn derjenige sich dem roten Verführer bewusst hingibt.

Das Erlebnis beginnt mit dem Duft. Oft spürt man einen Hauch von Erdbeeren und Schwarzkirschen sowie erdige Waldaromen mit ihrer Fülle an Moos-, Pilz-, Laub- und Unterholzgerüchen.

Der Wein ist kraftvoll und kommt selbstbewusst daher. Lassen Sie den Schluck ein wenig länger im Mund als üblich. Die Belohnung ist ein seidiger Geschmack am Gaumen. Er ist auch Ergebnis des Könnens eines erfahrenen Winzers, denn Pinot Noir ist ein Sensibelchen, das große Aufmerksamkeit verlangt.

Angebaut wird die Traube vorwiegend im Burgund, aber auch in Südafrika, am Kaiserstuhl und in Neuseeland. Beim Pinot hat die Beschaffenheit des Bodens, also der spezielle Mineraliengehalt, der durch die Pflanze aufgenommen wird, eine besonders geschmacksbestimmende Wirkung.

Damit ein Grand Cru im Burgund entstehen kann, muss also der Boden fruchtbar sein die Erträge nicht zu hoch, und es müssen in dem Jahr auch die optimalen klimatischen Bedingungen herrschen.

Weil die Pinot-Noir-Weine wenige Tannine haben, ist der ausgewogene Säuregehalt besonders wichtig.

»Am besten, man geht jeden Abend durch den

Berg, streichelt die Blätter und zupft an den Reben«, sagt Charles Deneuf. Er habe es auch schon mit Singen versucht, aber die Trauben seien unbestechlich.

»Inzwischen fühle ich mit jedem Temperaturgrad mit«, sagt der Winzer.

Kein Wunder, denn für die Winzer geht es um eine ganze Menge. Wirtschaftlich kann ein guter Pinot-Jahrgang das ganze Weingut auf ein paar Jahre finanziell absichern. Doch die Traube ist eigen.

»Wenn man nicht damit rechnet, man über das Wetter und den Regen geflucht, Kälteeinbrüche oder Hitzetage verdammt hat, dann passiert irgendetwas und der Wein ist plötzlich da. In all seiner Pracht.«

Charles Deneufs Berg liegt an der Côte de Nuits, im nördlichen Areal der Côte d'Or. Der Boden hier ist eisenhaltig und sorgt für Fülle und kräftigen Geschmack. Zudem zeichnet diesen Wein eine würzige Note aus.

»Aber es gibt immer wieder mal Totalausfälle, da kann man dann auch im Keller nichts mehr machen«, sagt Deneuf.

Das bedeutet, dass Gärtemperaturen, spezielle Holzfässer und andere Hilfsmittel nicht fruchten. Der Wein bleibe dann unelegant und flach.

Weil die Traube mit kühleren klimatischen Verhältnissen gut zurechtkommt, wird der Pinot Noir auch in Deutschland angebaut. Hierzulande heißt er dann allerdings Spätburgunder. Darunter gibt es inzwischen auch einige Weine, die durchaus mit den französischen Konkurrenten mithalten können.

Erzeugt werden Pinot-Noirs auch in der Schweiz, in Österreich, Italien, Rumänien und Ungarn. In den letzten Jahren sind die Weine immer besser geworden, und manchmal gibt es bei den Produkten sogar faustdicke Überraschungen.

Auch aus Übersee wie Kalifornien, Neuseeland und Südafrika kommen hervorragende Pinot Noirs, die sich jahrgangsabhängig mit den Spitzenweinen aus dem Burgund messen lassen. Bei diesem Wein lohnt sich das Ausprobieren.

Und wenn man für sich den richtigen gefunden hat, sollte man gleich zwei, drei Flaschen kaufen und einlagern. Er wird nicht nur im Laufe der Zeit immer besser, auch die Vorfreude versüßt einem die Tage bis zum Öffnen des leckeren Tropfens.

Wegen seiner erdigen Noten passt er prima zu Wildgeflügel, Wild- und Pilzgerichten, Coq au vin und auch zu Lachs.

COQ AU VIN

Für 4 Personen

Ob man ein Coq au vin für zwei oder vier Personen zubereitet, der Aufwand ist der gleiche. Entweder Sie haben leckeres Essen für zwei Tage, oder Sie laden Freunde ein. Die folgende Rezeptmenge reicht hier für 4 Personen.

1 küchenfertiges Brathähnchen
400 g braune Champignons
200 g Schalotten
50 g magerer geräucherter Speck
3 Knoblauchzehen
1 Stängel Rosmarin oder 1 TL getrockneter Rosmarin
2 Stängel Thymian oder 1 TL getrockneter Thymian
2 Lorbeerblätter
½ Bund glatte Petersilie
Etwas Mehl
Salz, Pfeffer aus der Mühle
4 EL Natives Olivenöl
500 ml kräftiger Rotwein

Das Hähnchen waschen, trocknen und in 8 Stücke zerteilen. *Wenn Sie es beim Geflügelhändler kaufen, fragen Sie einfach, ob er das für Sie erledigt.*

Champignons mit einem feuchten Tuch reinigen und halbieren. Schalotten abziehen und in Würfel schneiden, Speck in dünne Streifen schneiden, Knoblauch und Rosmarinnadeln fein hacken. Thymianblätter abstreifen.

Hähnchen von allen Seiten salzen und pfeffern und die Stücke rundherum in Mehl wälzen, das überschüssige Mehl abschütteln.

In einem Bräter das Olivenöl erhitzen. Den Speck und die Hähnchenstücke von allen Seiten kräftig anbraten. Dann die Schalotten, den Knoblauch, die Kräuter und Champions hinzugeben und kurz mitbraten.

Mit Rotwein ablöschen, kurz aufkochen lassen, und dann bei mittlerer Hitze und geschlossenem Deckel für ca. 70 Minuten schmoren lassen.

Wenn das Hähnchen gar ist, mit Salz und Pfeffer abschmecken und mit der klein geschnittenen Petersilie bestreuen.

Dazu schmeckt knuspriges Baguette.

Zubereitungszeit: 1 ½ Stunden inkl. Garzeit.

LACHSFRIKA-DELLEN MIT ESTRAGON-SENFBUTTER

Für 2 Personen

2 Lachsfilets ohne Haut, frisch oder aus der Tiefkühltruhe
1 EL Zitronensaft
2 Schalotten
1 Ei
1 kleine Zucchini
1 Scheibe feines Weizenbrot oder 2 gekochte Kartoffeln
2 TL körniger Senf
3 EL Butter
2 EL Natives Olivenöl
1 Stängel frischer Estragon oder 1 TL getrockneter Estragon
130 g Radieschensprossen
Salz, Pfeffer

1 TL Dill

Den frischen oder aufgetauten Fisch in wenig heißem Wasser 5 Minuten blanchieren, mit einer Schaumkelle herausnehmen und im Sieb auskühlen lassen. Die Schalotten abziehen und in feine Würfel schneiden, die Zucchini raspeln.

Um die Masse zu binden, können Sie gekochte, abgezogene und fein gehackte Kartoffeln oder in ein wenig Milch eingeweichtes und gut ausgedrücktes Weizenbrot nehmen. Ich persönlich bevorzuge die Kartoffeln.

In einer Schüssel den klein geschnittenen Fisch, Kartoffeln oder Brot, Ei, Zitronensaft, Salz, Pfeffer, 2 EL geraspelte Zucchini und Dill gut verkneten.

Aus der Masse kleine, feste Frikadellen formen.

In einer beschichteten Pfanne das Olivenöl mit 1 EL Butter erhitzen. Die Frikadellen bei mittlerer Hitze von allen Seiten fertig braten, bis sie schön goldbraun sind.

Aus der Pfanne nehmen und warmhalten. Die restliche Butter aufschäumen, Senf einrühren und die klein geschnittenen Estragonblätter dazugeben. Alles gut vermischen.

Die Frikadellen mit der Estragon-Senfbutter auf dem Teller anrichten und mit den Radieschensprossen garnieren.

Dazu schmecken Salzkartoffeln.
Zubereitungszeit: 50 Minuten.

MARONENSÜPPCHEN MIT DREIERLEI TOPPINGS

Für 2 Personen

150 g vorgegarte Maronen (gibt es auch im Supermarkt)
2 Schalotten
80 g Kartoffeln
80 g Möhren
80 g Sellerie oder Petersilienwurzel
500 ml Gemüsebrühe oder Fond
1 EL Natives Olivenöl
2 EL Crème fraîche
Meersalz, Pfeffer aus der Mühle

Für das Topping
2 EL gehackte Walnüsse
1 Scheibe Ciabatta oder Weißbrot
100 g Pilze (Champignons, Kräuterseitlinge)

1 ½ EL Olivenöl
2 EL geriebener Käse (Cheddar, Emmentaler, Parmesan)
1 EL gehackte Petersilie
1 TL Thymian

Geschälte Kartoffeln, Möhren, Schalotten und Sellerie klein schneiden. Olivenöl in einem Topf erhitzen und das Gemüse darin 3 Minuten unter ständigem Wenden anrösten. Mit der Brühe ablöschen und 15 Minuten leicht köcheln lassen. Die Maronen grob zerteilen, zur Suppe geben und weitere 6 Minuten köcheln lassen. Mit dem Pürierstab alles fein pürieren. Crème fraîche untermischen und mit Salz und Pfeffer abschmecken.

In einer beschichteten Pfanne die Walnüsse ohne Fett rösten, herausnehmen und beiseitestellen. Klein geschnittene Brotwürfel mit Thymian und 1 TL Olivenöl knusprig rösten und herausnehmen.

Die klein geschnittenen Pilze in 1 EL Olivenöl braten. Geriebenen Käse darüberstreuen. Wenn der Käse eine Kruste am Pfannenboden bildet, von der Herdplatte ziehen. Alles mit Petersilie bestreuen und mit dem Pfannenwender vom Boden lösen und kleinzupfen.

Die heiße Suppe in Teller füllen und jeweils mit den drei Toppings servieren.

Zubereitungszeit. 1 Stunde.

WEIN UND GESUNDHEIT

Es geht hin und her: Die Meinungen der Wissenschaftler, Ärzte und anderer Experten gehen bei der Frage, ob Wein nun gesund ist oder nicht, auseinander. Robuste klinische Studien, die eine präventive Wirkung belegen, gibt es nicht. Natürlich verbietet sich Alkoholkonsum von selbst, wenn ein gesundheitliches Risiko oder eine Suchterkrankung vorliegt. Und Kampftrinken ist sicher alles andere als ein Wellness-Programm für Körper und Geist.

Bei gesunden Erwachsenen kann Wein aber durchaus hilfreich sein, sagen einige Mediziner, und berufen sich dabei auf Untersuchungen, die dem Inhaltsstoff Resveratrol aus der Gruppe der Polyphenole eine heilsame Wirkung attestieren.

Darauf gekommen ist man durch eine einfache Beobachtung: In bestimmten Regionen, beispielsweise Südfrankreich, in denen viel und regelmäßig Wein getrunken wird, gibt es ein geringeres Risiko, Herz-Kreislauferkrankungen zu entwickeln.

Auf der Suche nach den Ursachen stieß man auf besagtes Resveratrol, einen Radikalenfänger, dem eine gefäßschützende Wirkung zugeschrieben wird.

Wein beinhaltet mehr als 1000 Inhaltsstoffe. Dazu gehören zahlreiche Vitamine und Mineralien, aber auch Äthanol und Glycerin. Hauptbestandteil mit 75 bis 90 Prozent ist Wasser.

Übrigens sagt der Alkoholgehalt, der auf allen Flaschenetiketten aufgedruckt werden muss, nichts über die Qualität des Weines aus. Entscheidend ist die Ausgewogenheit von Säure, Restzucker, Alkohol, Tanninen (Bitter- und Gerbstoffen) und Farbstoffen. Der Zuckeranteil kann stark variieren und liegt bei zwei, bei sogenannten edelsüßen Weinen sogar bei 500 Gramm pro Liter.

Bei der Debatte um die Gesundheitswirkung des Weins gab es 1991 einen medialen Paukenschlag durch die Aussagen des französischen Wissenschaftler Serge Renaud, der im amerikanischen Sender CBS die Ergebnisse einer Langzeitstudie zusammenfasste.

Danach sei die Todesrate durch Herzgefäßerkrankungen bei Franzosen, die ähnlich viel

Fett zu sich nehmen wie die Amerikaner, zweieinhalbmal geringer. Überhaupt sei in allen Ländern, in denen überproportional viel Wein getrunken wird (Frankreich, Griechenland, Spanien, Portugal und Italien), die Sterblichkeitsrate durch diese Art von Erkrankung geringer. Am Häufigsten kämen Herzgefäßerkrankungen demnach in Großbritannien und den skandinavischen Ländern vor.

Bei regelmäßigem Konsum von Wein verringere sich sogar der Anteil des schädlichen Cholesterins (LDL). Nicht der Alkohol, der das Blut verflüssige, sei für den positiven Effekt verantwortlich, sondern die Polyphenole. Sie wirkten schützend auf die Kapillargefäße und auf das Kollagen der Gefäßwände. So werde die *Thrombozytenaggregation* (Zusammenlagerung von Blutplättchen) vermindert und dadurch die Bildung von Blutgerinnseln reduziert.

Weil die Polyphenole überdies stark oxidationshemmende Eigenschaften besäßen, verhinderten sie als Radikalenfänger Veränderungen der Zellwände in den Herzgefäßen und im Gehirn.

Auch wenn es Forscher gibt, die zu anderen Ergebnissen hinsichtlich der Wirkungen des Weins kommen, so gilt als sicher, dass auch bestimmte Ernährungsgewohnheiten einen gesundheitsschützenden Effekt haben. Dazu zählt besonders die mediterrane Ernährung mit viel Obst, Gemüse, Kräutern, Fisch und vor allem mit gutem Olivenöl.

Doch zurück zum Wein: Zwei bis drei Glas pro Tag werden von einigen Wissenschaftlern empfohlen. Das richtige Maß hänge vom Körpergewicht ab, wobei Männer wegen ihres Körperbaus etwas mehr vertrügen als Frauen. Während der Woche nichts, dafür am Wochenende umso heftiger zu trinken, sei allerdings nicht ratsam.

CABERNET-SAUVIGNON - DER SANFTE

»Öffne mich und genieße! Mit mir hast Du immer einen guten Schluck im Glas.« Das könnte das Credo des Cabernet Sauvignon sein, der mit breiter Brust daherkommt. Gleichgültig, in welchem Land er gekeltert wurde, er liefert meist großartige Gaumen-Genüsse.

Da seine Traube nicht besonders anspruchsvoll ist, haben Winzer auf der ganzen Welt ihre Freude an diesem edlen Rotwein. Im Aroma überwiegt Schwarze Johannisbeere, aber es gibt auch Anklänge an Tabak und Zedernholz. Wer seine Nase vor dem ersten Schluck tief in das Glas hängt, spürt manchmal auch Düfte von angespitzten Bleistiften (Grafit) und Veilchenaromen.

Der Tropfen aus den kleinen, mit viel Tanninen und Säure ausgestatteten Trauben, hat unseren Riechrezeptoren eine Menge zu bieten. Auch das Gaumengefühl ist seidig verspielt.

Selbst preiswertere Abfüllungen bieten immer noch diesen unverwechselbaren Geschmack, auch wenn der Wein mal einfacher und unkompliziert und dann wieder als edler, nuancenreicher Tropfen daherkommt.

Glücklich macht die Winzer auch die Lagerungsfähigkeit.

Angebaut wird der Cabernet Sauvignon sowohl im amerikanischen Nordwesten als auch in Brasilien, im spanischen Katalonien, in Neuseeland, Südamerika oder eben in weiten Teilen Frankreichs. Erstaunlich ist, dass der Wein selbst bei hohen Erträgen und widrigen Wetterverhältnissen wenig von seiner Substanz verliert. Und: Er lässt sich lange lagern und damit veredeln.

Die ursprüngliche Heimat der Traube liegt vorwiegend westlich der Flüsse Gironde und Garonne mit ihren kieshaltigen Böden. Diese bieten mit ihrer Fähigkeit, Wärme zu speichern, eine hervorragende Voraussetzung für Qualitätsweine. Gern wird er mit Merlot zu einem Cuvée komponiert, der den Wein weicher und runder macht.

Und was isst man dazu? Es eigenen sich

Lammgerichte in allen Variationen, besonders,
wenn sie geschmort werden. Aber auch Rinder-
schmorbraten und Kaninchenfleisch.

BŒUF À LA MODE (ROTWEINSCHMORBRATEN) MIT KARTOFFELTHYMIANSTAMPF

Auch bei diesem Schmorgericht ist der Aufwand, ob man es für 2 oder 4 Personen zubereitet, gleich. Die aufgeführten Zutaten sind für 4 Personen gedacht. Es ist ein wirklich tolles Gericht, wenn Gäste erwartet werden oder man die Schwiegermutter überraschen will. Es macht eine Menge her!

Für 4 Personen

1,2 kg Rindfleisch, am besten aus der Schulter
2 Petersilienwurzeln
2 Möhren
1 Stange Lauch
3 Knoblauchzehen
5 Schalotten
2 EL Tomatenmark
1 EL Honig
2 EL Olivenöl
2 EL Rapsöl
1 Stängel Rosmarin
3 Stängel Thymian
600 ml Rotwein, gerne Spätburgunder
2 EL dunkler Balsamico
2 EL Dijonsenf
1 EL geräucherter Paprika, notfalls rosenscharf
400 ml Rinder- oder Kalbsfond
1 kg mehligkochende Kartoffeln
1½ EL Natives Olivenöl
1 EL Butter
1 Prise Zucker
Wenig Muskat
Meersalz, Pfeffer aus der Mühle

Backofen auf 180 Grad Ober-/Unterhitze vorheizen.

Fleisch trockentupfen und mit Salz und
Pfeffer von allen Seiten würzen. In einem Brä-

ter Olivenöl und Rapsöl erhitzen und das Fleisch von allen Seiten kräftig anbraten. Das Fleisch herausnehmen, mit Senf bestreichen und mit dem Paprika würzen.

Klein geschnittene Schalotten, Knoblauch, Petersilienwurzel, Möhren und Lauch im Bratensatz 5 Minuten anrösten. Mehrmals wenden. Honig einrühren und leicht karamellisieren lassen. Tomatenmark kurz mit anrösten und mit dem Balsamico ablöschen. Klein geschnittene Rosmarinnadeln und Blätter von 1 Stängel Thymian hinzugeben.

Wein und Fond angießen. Gut umrühren. Fleisch in die Soße legen.

Im Ofen für ca. 2 Stunden zugedeckt im unteren Herdbereich schmoren lassen.

Wenn das Fleisch gar ist, aus dem Bräter nehmen. Die Sauce pürieren und mit Salz und Pfeffer abschmecken. Fleisch zurück in die Soße legen.

Gewaschene und klein geschnittene Kartoffeln 20 Minuten in kochendem Wasser gar kochen und abgießen. Mit der Butter und dem Olivenöl stampfen. Restliche Thymianblätter hineingeben. Mit Salz, Pfeffer, einer Prise Zucker und Muskat abschmecken.

Den Braten in Scheiben schneiden. Mit Kartoffel-Thymianstampf servieren.

Zubereitungszeit: 45 Minuten plus 2 Stunden Schmorzeit.

LAMMGYROS MIT JOGHURTDIP UND SALAT

Für 2 Personen

400 g Lammfleisch zum Kurzbraten, z.B. Scheiben aus der Keule

2 Schalotten

2 frische Knoblauchzehen

3 EL hochwertiges Gyrosgewürz aus dem Supermarkt

3 EL Olivenöl

250 g Joghurt

Salz, Pfeffer aus der Mühle, Paprika rosenscharf

1 EL gemahlener Koriander

1 Spritzer Zitronensaft

1 kleiner Becher Weißkrautsalat

2 Tomaten

1 kleine Salatgurke

½ Bund glatte Petersilie
2 Maistortillas

Das Lammfleisch trockentupfen und in 2 cm dicke Streifen schneiden. Die geschälten Schalotten und den Knoblauch in dünne Scheiben schneiden.

Fleisch mit Schalotten, Knoblauch, 2 gehäufte EL Gyrosgewürz und etwas Paprikagewürz in einer Schüssel gut vermischen, Olivenöl dazugeben und untermischen.

Joghurt mit Koriander, Salz, Pfeffer und Zitronensaft abschmecken.

Tomaten und Salatgurke in feine Würfel schneiden. Petersilie zerkleinern.

Eine Pfanne ohne Öl heiß werden lassen und das Gyrosfleisch hineingeben. Von allen Seiten einige Minuten scharf anbraten. Beiseitestellen.

Die Maistortillas im Backofen oder der Mikrowelle erwärmen.

Die Tomaten- und Gurkenwürfel mit dem Weißkrautsalat auf einer Platte anrichten. Salzen, pfeffern und mit der Petersilie bestreuen.

Gyros mit den warmen Tortillas auf den Tellern anrichten. Dazu Salat servieren.

Zubereitungszeit: 40 Minuten.

SPAGHETTI MIT STEINPILZSAUCE

Für 2 Personen

200 g Spaghetti
150 ml Gemüsebrühe
200 ml Crème fraîche
15 getrocknete Steinpilze
1 frische Knoblauchzehe
2 Schalotten
2 EL Natives Olivenöl
100 ml Weißwein
50 g geriebener Parmesan
Salz, Pfeffer aus der Mühle
½ Bund Kräuter (Petersilie, Kerbel oder Estragon)

Die Steinpilze mit der kochenden Brühe übergießen und mindestens 10 Minuten quellen lassen. Schalotten und Knoblauch abziehen und fein schneiden, bzw. hacken. Das Öl in einer Pfanne erhitzen und die fein gehackten Schalotten mit dem Knoblauch hineingeben. Alles andünsten und mit dem Weißwein ablöschen. Die Steinpilze samt Sud dazugeben und aufkochen lassen. Hitze reduzieren und 5 Minuten einköcheln. Crème fraîche unterrühren und mit Salz und Pfeffer abschmecken.

Die Spaghetti nach Anleitung garen, abgießen und mit dem Parmesan unter die Sauce mischen. Mit den fein gehackten Kräutern bestreuen und servieren.

Zubereitungszeit. 30 Minuten.

ABNEHMEN MIT WEIN

»Wer abnehmen will, muss auf Alkohol verzichten«, hieß jahrzehntelang das Kalorien-Mantra. Doch inzwischen weiß man mehr über die Abläufe im Körper. Danach ist mäßiger Alkoholkonsum durchaus keine Vollbremsung, wenn es um Gewichtsreduzierung geht.

Aber was passiert eigentlich, wenn wir ein Glas Wein trinken? Alkohol wird sofort nach dem Konsum zur primären Energiequelle und die Fettverbrennung fährt herunter. Reduziert wird auch die Aufnahme von Kohlehydraten und Eiweiß.

Weil Alkohol nicht gespeichert wird, verwandelt ihn die Leber in Acetat, einen giftigen Stoff, dessen Abbau höchste Priorität hat. In einem Glas Wein (200 ml) befinden sich 150 kcal, von denen der Körper gleich 20 Prozent verbrennt. Danach beträgt der tatsächliche Brennwert 5,7 kcal pro Gramm, also bei einem Glas 120 kcal.

Bei süßem Wein kommen allerdings weitere Kalorien dazu. Zwar wird während des Alkoholgenusses kein Fett abgebaut, doch verzichtet man in der übrigen Zeit auf Kalorienzunahme, etwa im Rahmen einer Intervalldiät, ist durchaus ein Fettabbau möglich. Vorausgesetzt, es wird nur in Maßen getrunken.

Kanadische Wissenschaftler von der University of Alberta gehen hinsichtlich der Wirkungen des Rotweins sogar weiter. Nach ihrer Studie erspart das Gläschen Rotwein eine Stunde im Fitness-Studio. Laut der Studie verbessere Resveratrol die körperliche Verfassung, die Herzfunktion und die Muskelstärke. Außerdem senke der Stoff den Blutzuckerspiegel. Das vorhandene Fettgewebe werde umgewandelt, sodass es einfacher abgebaut werden könne. Zudem verhindere ein Glas Rotwein am Abend Heißhungerattacken.

Funktionieren kann das selbstverständlich auch ganz ohne Alkohol, denn Resveratrol ist auch enthalten in Trauben, Erdbeeren und Heidelbeeren.

Wie bei allen Studien gibt es auch in diesem Fall Untersuchungen, die zu anderen Ergebnissen kommen.

Bei der Intervalldiät, die auch intermittierendes Fasten genannt wird, spielt die Motivation eine entscheidende Rolle. Auf Dauer hält man sie nur durch, wenn man sich auf eine leckere Abwechslung in den Genießer-Stunden freuen kann. Für Viele gehört nun mal ab und an ein Glas Rotwein zu den Lebensgewohnheiten, auf die man ungern verzichtet.

Hat man das Gefühl, auf Dauer auf etwas individuell Wichtiges verzichten zu müssen, bricht so mancher die Diät bald ab. Ich spreche da aus eigener Erfahrung: Bei einem Diätversuch sollte ich die knusprige Haut von Brathähnchen meiden. Das habe ich einfach nicht fertiggebracht und die Abnehmerei einfach »verschoben«.

Ich glaube, das stundenweise Fasten ist auch deshalb so beliebt, weil es so einfach ist und man in den erlaubten Intervallen alles essen darf. Niemand muss mit dem Taschenrechner Kalorien ausrechnen und dauernd mit einem schlechten Gewissen herumlaufen. Die Zeiten des Verzichts und des Genusses kann man eindeutig abgrenzen und sich daran orientieren. Oft wird berichtet, dass beim Intervallfasten die berüchtigten Hungerattacken wegfallen. Klar, wer dann regelmäßig jede Menge Zucker in sich hineinstopft, wird selten Erfolg haben. Aber hier geht es ja auch um maßvollen Genuss. Und den kann ein Glas Wein perfekt liefern.

GRENACHE/ GARNACHA UND CHÂTEAUNEUF DU PAPE

Robust wie ein Waldarbeiter und raffiniert wie ein Hütchenspieler kommt dieser Wein daher. Angebaut wird die Grenache-Traube vorwiegend in Frankreich, Spanien, Australien und Kalifornien. Doch ihren Siegeszug startete die Superrebe ursprünglich auf Sardinien. Hier, auf der italienischen Insel, trägt sie heute allerdings den Namen Cannonau.

Da mag die Sonne noch so unerbittlich vom Himmel scheinen und die Erde ausdörren, dieser Traube macht das wenig aus. Angebaut wird sie deshalb gern in heißen und wasserarmen Gegenden.

Zur zweithäufigst produzierten Traube
Frankreichs wurde sie durch zwei Besonderhei-
ten: Die Aromen sind unglaublich vielfältig und
der Wein kann über Jahrzehnte gelagert werden.
Wer in das Glas hineinschnuppert, wird ziemlich eindeutig Himbeer-Aromen entdecken.
Aber auch Kuchendüfte und süße Gewürze tan-
zen auf der Nasenschleimhaut.

Auch einer der berühmtesten Weine der Welt
besteht zu 90 Prozent aus dieser Traube: Der
Châteauneuf du Pape.

Benannt wurde dieser Wein nach dem »Neuen
Schloss«, das der päpstliche Hof im 14. Jahrhundert in Avignon bezog. Aufgrund des »Abend-
ländischen Schismas«, einer Glaubensspaltung
innerhalb der katholischen Kirche, wurde Avignon für ein paar Jahrzehnte zum Papstsitz. Und
wenn sich etwas derart Weltbewegendes ereig-
net, ist das natürlich die Verewigung in einem
Weinnamen wert. Noch heute ziert das päpstliche Wappen die Flaschen dieses exquisiten Rotweins.

Aber mittelalterliches Marketing hin oder
her, entscheidend ist, was sich *in* den Flaschen
befindet. Und das überzeugt die allermeisten
Weinkritiker. Der Châteauneuf du Pape ist –
in manchen Jahrgängen – ein außerordentlicher
Spitzenwein, der es immer wieder in die oberen
Ränge von Frankreichs edelsten Roten schafft.

Bei der Herstellung dürfen dreizehn verschiedene Rebsorten verwendet werden. Zählt man

die Unterarten hinzu, sind es sogar 22. Dazu gehören Syrah, Cinsault, Vaccarese, Terret Noir oder Picpoul Noir. Hauptbestandteil ist die Grenache-Traube, die zu wahrhaft göttlichem Cuvée ausgebaut wird.

Säurearm und alkoholreich kommen die Weine daher, wobei Farbe und Tanningehalt variieren. Die Aromenfacette ist prächtig und reicht von reifen Früchten bis hin zu komplexen Würznoten. Spitzenjahrgänge des Châteauneuf du Pape können in Jahrzehnten der Lagerung ihre warme Fülle ausbauen.

Selbst in weniger starken Jahrgängen ist der Châteauneuf so etwas wie der rubinrot gewordene Goldstandard im Glas. Seine Aromen schicken einen sofort in die idyllischen südfranzösischen Hügel.

Er verzaubert Nase und Hirn, als würde man im Frühsommer durch einen gut gefüllten Hofladen schlendern. Dazu legt sich der Wein geradezu seidig an den Gaumen.

Neben dem auf jahrhundertealten Erfahrungen basierenden Komponieren der Rebsorten ist es der einzigartige Boden, der für diese außerordentliche Qualität sorgt. Relativ flache Weinberge mit kargem Untergrund und dazu rote Lehm- und Tonböden bringen die Reben zu ihren Höchstleistungen.

Ja, ein Schluck des Weins kann auch einen Urlaubsfilm in Gang setzen. Mit allen dazugehörigen Klischeebildern wie sanfte Landschaften,

Bauernfamilien, die fröhlich an reich gedeckten Holztischen sitzen, begleitet vom Zirpen der Zikaden in einem nahen Kiefernwäldchen.

Und was passt zu dem edlen Verführer? Zu weicheren Varianten empfehlen sich Auberginen, Paprikaschoten, gegrilltes Fleisch und sogar scharfe indische Gerichte. Ist der Wein eher üppiger, dann könnte Lamm, Rinderbraten, Geschmortes und Ente die richtige Wahl sein.

ENTENBRUST Á L'ORANGE MIT GNOCCHI UND FRUCHTIGEM ROTKOHL

Für 2 Personen

- 2 Entenbrüste
- 2 ungespritzte Orangen
- 1 Thymianzweig
- 8 cl Rotwein
- Salz, Pfeffer aus der Mühle
- 300 g fertige Gnocchi aus dem Kühlregal
- 1 kleines Glas Rotkohl Classic (natürlich kann man den auch frisch zubereiten)
- 1 Apfel
- 2 Schalotten
- 1 EL Butter
- 1 EL Preiselbeeren aus dem Glas

1 EL dunkle Marmelade (z.B. Blaubeere, Brombeer, Kirsch, Waldfrucht)
1 TL Wacholderbeeren und Pimentkörner
4 Nelken
1 Lorbeerblatt

Apfel schälen und in kleine Stücke schneiden. Schalotten abziehen und kleinwürfeln.

Wacholderbeeren, Lorbeer, Nelken, und Pimentkörner in einen Teefilter füllen und verknoten. In eine große Tasse legen und mit 100 ml kochendem Wasser übergießen. Das Ganze ziehen lassen.

In einem Topf die Butter zerlaufen lassen und Apfelstücke und Schalotten darin langsam anschwitzen. Rotkohl hinzugeben. Alles unterrühren und die heiße Gewürzflüssigkeit samt Beutel hineingeben. Einen Schuss Rotwein und Marmelade hinzufügen. Mit Salz und Pfeffer würzen und alles vermischen.

Auf kleiner Hitze für ca. 1 Stunde bei geschlossenem Topf köcheln lassen. Wenn nötig, zwischendurch etwas Wasser nachgießen.

Man kann den Rotkohl auch schon einen Tag vorher zubereiten und später nur noch erwärmen. Rotkohl schmeckt am zweiten Tag meist besser, weil er ausgiebig durchziehen konnte.

Die Entenbrüste waschen und gut trocknen. Saft von einer Orange auspressen. Die andere mit einem spitzen, scharfen Messer filetieren. Filets halbieren.

Die Entenhaut mit einem scharfen Messer rautenförmig einschneiden. Das Fleisch mit Salz und Pfeffer würzen. Eine Pfanne ohne Fett heiß werden lassen und die Fleischstücke mit der Hautseite nach unten hineingeben. Dann im eigenen Fett für 2 – 3 Minuten kross anbraten. Hitze reduzieren und weitere 7 Minuten braten.

Zwischendurch die Gnocchi nach Packungsanleitung kochen und warmhalten.

Den Thymian zum Fleisch geben, umdrehen und für weitere 5 Minuten braten. Das Fleisch in Alufolie wickeln und ruhen lassen.

Den Bratensatz mit dem Orangensaft ablöschen und kurz einkochen lassen. Einen Schuss Rotwein dazugeben und erneut einkochen lassen. Mit Salz und Pfeffer abschmecken und die Preiselbeeren einrühren. Orangenfilets in die Soße geben und kurz aufkochen lassen.

Aus dem Rotkohl die Gewürzsäckchen entfernen.

Die Entenbrüste in Scheiben schneiden und mit der Soße, dem Rotkohl und den Gnocchi servieren.

Zubereitungszeit: 45 Minuten plus Garzeit für Rotkohl.

SCHWEINEFILET-MEDAILLONS AUF LAUCH-SENF-GEMÜSE

Für 2 Personen

- 1 Schweinefilet
- 2 Stangen Lauch
- 1 Schalotte
- 150 ml Gemüsebrühe
- 2 EL Crème fraîche
- 1 EL körniger Senf
- 1 EL Natives Olivenöl
- 1 EL Butter
- Salz, Pfeffer aus der Mühle
- Prise Muskat

Den Lauch putzen, in angeschrägte Scheiben schneiden und im Sieb waschen.

Einen Topf mit Salzwasser zum Kochen bringen und den Lauch 4 Minuten kochen lassen. Abgießen.

Das Filet in 3 cm dicke Scheiben schneiden und mit der Hand leicht flach drücken. Von beiden Seiten mit Salz und Pfeffer würzen.

In einer Pfanne Olivenöl und Butter erhitzen. Die Filets von jeder Seite 3 Minuten scharf anbraten, herausnehmen und in Alufolie wickeln.

Mit der Gemüsebrühe den Bratensaft ablöschen und aufkochen. Crème fraîche und Senf einrühren und etwas einkochen lassen. Mit Salz, Pfeffer und Muskat würzen. Den abgetropften Lauch in die Soße geben. Die Filets hinzugeben und alles heiß werden lassen, aber nicht mehr kochen.

Dazu schmeckt ein herzhaftes Bauernbrot.
Zubereitungszeit: 30 Minuten.

MEDITERRANES TOFU-SCHASCHLIK MIT SELBSTGEMACH-TER KRÄUTER-BUTTER

Für 2 Personen

250 g Tofu
150 g Kirschtomaten
1 kleine Zucchini
1 kleine Aubergine
1 Zwiebel
1 EL Sojasauce
2 EL französische Kräutermischung
2 TL Gewürzmischung »Café de Paris«

100 g Butter
Salz, Pfeffer aus der Mühle
2 Knoblauchzehen
3 EL Olivenöl
½ Baguette
Spieße aus Holz oder Edelstahl

Zwei Teelöffel Café-de-Paris-Gewürz in 100 Gramm zimmerwarmer Butter einrühren und mit Salz abschmecken. Eine Stunde im Kühlschrank kaltstellen.

In einer großen, flachen Schüssel das Olivenöl mit der Sojasauce und der französischen Kräutermischung anrühren.

Gemüse waschen. Cocktailtomaten halbieren. Zucchini und Aubergine in Scheiben und abgezogene Zwiebel in Spalten schneiden.

Tofu würfeln. Gemüse und Tofu abwechselnd auf Spieße stecken.

Die Spieße rundherum in der Marinade wälzen, abdecken und mindestens eine halbe Stunde ziehen lassen.

Eine große Pfanne ohne Öl heiß werden lassen. Die Spieße hineinlegen und die Hitze reduzieren. Übrige Marinade über die Spieße gießen. Abgezogene Knoblauchzehen halbieren und mitbraten. Backofen auf 160 Grad Ober-/Unterhitze vorheizen.

Die Spieße mehrmals wenden und ca. 10 Minuten bei mäßiger Hitze braten.

Inzwischen das Baguette im vorgeheizten

Backofen bei 160 Grad einige Minuten kross backen.

Die Spieße mit dem ofenwarmen Baguette und der Kräuterbutter servieren.

Zubereitungszeit: 30 Minuten plus 1 Stunde Kühl- und Marinierzeit.

TAFELN MIT WEIN – EINE LIEBESGESCHICHTE!

Essen und Wein, das ist eine Liebesgeschichte, die sich immer wieder so himmlisch-verrückt anfühlen kann wie am ersten Tag des Kennenlernens. Es kann eine heiße Affäre sein, der Start zu noch viel Größerem, und manchmal ist es auch backofenwarm und damit behaglich vertraut.

Wie hält man dieses Tête-à-Tête am Köcheln? Durch das Ausprobieren von Neuem. Überraschende Gerichte und eine neue Weinauswahl ... das Leben ist bunt und die Liaison von gutem Essen und Wein ein schwindelerregendes und geschmacksbetörendes Karussell. Es reicht vom

Turteln über das Flirten bis zu Gaumen-Höhepunkten. Und es ist ein Spiel mit Geschmack, Düften und Gaumenschmeicheleien.

Gerade wer über viele Stunden fastet, ist empfänglich für diesen aufregenden Liebesreigen. Die Aussicht auf baldige Glücksgenüsse lässt einen besser durchhalten, wenn der Magen knurrt: nur ein paar Stunden noch, dann ist alles gut. Und es bleibt spannend, denn der nächste Tag hält neue Überraschungen für Gaumen und Nase bereit.

Früher wurde die Essen-Wein-Liebelei züchtig nach den immer gleichen Regeln »arrangiert«: Weißwein zu Fisch, Rotwein zu Fleisch, wobei der rote Tropfen trocken zu sein hatte und eher jung sein sollte. Zu Salat und zu Kaviar gab es dann Champagner.

Doch inzwischen hat sich das Gott sei Dank vollkommen verändert, weil sich Sitten, Gebräuche und vor allem die Weine verändert haben. Zahlreiche neue Techniken in den Weinkellern, etwa die Möglichkeit der Temperaturkontrolle durch Stahltanks, der Einsatz von Gär-Enzymen, Reinzuchthefen oder von aromatisierenden Zusatzstoffen, haben es möglich gemacht, dass Weine regelrecht »designt« werden.

Dadurch ist man nicht mehr von den Launen der Natur abhängig, sondern reagiert auf Moden und wechselnde Liebhabereien. Kein Wunder, dass selbst junge Rotweine daherkommen, als hätten sie ein paar Jahre auf dem Flaschenbuckel. Auch Weißweine sind schwerer und üppiger geworden und deshalb keinesfalls mehr reine säurebetonte Fisch-Weine.

Aber welche Regeln sollte man dennoch beachten, damit aus dem Flirt zwischen Essen und Wein eine heiße Liebschaft wird? Eigentlich nur noch eine: Es gibt keine Regeln!

Kombinieren sie Ihre Gerichte nach Lust und Laune mit Weinen. Sicher gibt es immer noch Empfehlungen, was etwa zu einem Coq au vin oder geschmorter Lammschulter ideal passt, doch letztlich kann man selbst experimentieren.

Der oberste Sommelier über die Zusammenstellung von Wein und Essen ist damit der eigene Gaumen. Wein ist viel zu facettenreich, um ihn mit einfachen Formeln in ein Menü zu pressen. Selbst nach kurzer Lagerzeit weisen heute viele Weine Schmelz und würzige Tannine auf.

Also machen Sie es sich nicht zu kompliziert und gewähren Sie der »Lust am Genuss« die Oberhand.

Trotzdem gibt es hier ein paar Flirttipps, die man befolgen kann ... oder auch nicht.

Geht es um ein lockeres Zusammensein unter Freunden, etwa im Frühjahr oder Sommer, eignen sich leichtere und *trinkige* Weine (die dem Gaumen nicht zu viel Widerstand entgegensetzen). Ist es ein besinnlicher Abend, z.B. ein Weihnachtsessen, bei dem man den Wein in aller Ruhe im bauchigen Glas schwenkt, darf es gern etwas

Schweres und Gehaltvolles sein.

Wird der Grill angeworfen und Wurst oder gewürztes Gemüse zubereitet, empfiehlt sich ein nicht zu dominanter, dafür aber fruchtiger Tropfen.

Ein schwerer Bordeaux passt im Übrigen auch deshalb eher zum Abend, weil er bei sommerlichen Nachmittagstemperaturen seine Aromenvielfalt allzu schnell einbüßen würde.

Ein teurer Pinot Noir würde bei zu salzlastigem Essen klanglos untergehen und kaum gewürdigt werden können. Zinfandel oder ein beeriger Shiraz sind da viel passender. Als Allrounder eigenen sich Merlot-Weine oder Cuvées aus Tempranillo, Merlot und Shiraz.

Besonders gehaltvolle und schwere Rotweine sollten bewusst genossen werden. Sie verdienen Ihren Respekt! Vor der Natur, den handwerklichen Leistungen der Winzer und Kellermeister und der Liebe, die alle, die mit dem Weinanbau, der Pflege der Hänge und der Veredelung der Weine zu tun haben, verbindet.

Wichtig ist übrigens auch, mit *wem* Sie den Korken ziehen, denn auf wundersame Weise verbindet sich der Duft und der Geschmack des Weines mit diesem ganz besonderen Augenblick.

Wie gesagt: Wein hat viel mit Zuneigung und Freundschaft zu tun. Er kann ein Beschleuniger sein, der all dies in Gang bringt. Und in Maßen genossen hilft er uns, diese seltenen Augenblicke in Erinnerung zu behalten.

Das alles gilt auch für das Essen, denn kulinarische Langweile ist fad, weil durch sie unsere Geruchs- und Geschmacksnerven abstumpfen. Kulinarische Highlights, also bisher nicht gekannte, raffinierte Zusammenstellungen, bringen sie zum Vibrieren. Deshalb gilt auch für die Gerichte: etwas Neues ausprobieren und auch mal ungewohnte Wege gehen.

Allerdings sind es unsere Sinnesorgane, die über »wohlschmeckend«, »passend« und »gelungen« entscheiden. Damit sind sie die Chefs, denen wir folgen sollten. Mit ihnen nehmen wir wahr, ob die Regie in der Küche und die harmonische Verbindung des Weins mit dem Essen auf der richtigen Bahn sind. Und zwar ohne viele Worte.

Haben Sie ein Menü zubereitet, zu dem Sie mehrere Weine anbieten möchten, dann sollten die leichteren Weine vor den üppigeren, vollmundigeren Weinen zu den Speisen gereicht werden. Tipp: Ein Glas trockener Sekt, Crémant oder Champagner ist immer ein guter Anfang. Von allem!

Schwere Weine, die im Holzfass ausgebaut wurden, sollten nach den eher fruchtbetonten Weinen gereicht werden. Süßere Weine immer erst zum Ende des Menüs servieren.

Wie gesagt, von all diesen Grundregeln gibt es immer wieder Abweichungen. Zu eher salzigem Essen passt durchaus auch ein süßer Wein. Bei essighaltigen Speisen allerdings sollte man das nicht mit säurehaltigen Weinen betonen. Das führt zu einem unangenehmen Geschmack im Mund.

Bei der Auswahl sollte man sich nach dem Gefühl richten, das die Weine in Ihrer Erinnerung am Gaumen hinterlassen.

So könnte die Einschätzung aussehen: Bleibt ein süßer oder saurer Geschmack, oder geht es sogar ins leicht Bittere? Dann beurteilt man die sogenannte Textur des Weines: Hinterlässt er auf der Zunge ein trockenes, raues, kaltes, warmes, seidiges, cremiges oder dünnes Gefühl? Anschließend bewertet man noch die Aromen, die im Rachenraum entstehen, also: beerig, fruchtig, rauchig oder moosig. Diese Eigenschaften stimmt man dann mit dem Geschmack des Essens ab und betont die dort vorhandenen Geschmacksnoten mit dem jeweils dazu passenden Wein.

Dabei trainiert man seine Geschmacksnerven. Auch wenn Sie es zunächst noch für Expertenwissen halten, nach wenigen Monaten sind Sie in der Lage, eine raffinierte Bratensauce, die durch einen gehaltvollen Fonds kreiert wurde, mit genau dem passenden Wein zu verbinden.

Entscheidend sind auch die Aromen, die man im Nasen-Rachenraum wahrnimmt. Sie sind flüchtig, und doch hinterlassen sie einen nachhaltigen Sinneseindruck, der in unserem Hirn nachwirkt. Es ist gerade so, als würden die grauen Zellen noch einmal genussvoll nachschmecken, was da an Aromen einen netten Gruß ins Oberstübchen geschickt hat.

Dabei vermischen sich Aromen nicht, sondern lagern sich übereinander. Das ist eine großartige Erfindung der Evolution, denn so können wir sie einzeln schmecken.

Ja, ich gebe zu: Das Ganze hört sich kompliziert an. Doch Perfektionismus ist hier völlig fehl am Platz. Das Ganze soll ja Spaß machen, und das verträgt sich nicht mit Überforderung.

Die meisten von uns sind ja keine Supernasen und Aromen-Detektive. Vielmehr geht es um die spielerische Suche nach den passenden Weinen zum zubereiteten Essen. Wer eine Intervalldiät absolviert, spürt schon bald, wie sich die eigenen Geschmacksnerven entfalten, verfeinern und auch mal kritischer werden. Also nehmen Sie das alles nicht zu »bierernst«, sondern eher »weinselig«. Legen Sie munter drauflos und bieten Sie Ihrem Gaumen etwas.

Bon Appétit!

BAROLO – DER SPEZIALIST

Gerade errichtete Kublai Khan seine Yuan-Dynastie im fernen China, da besangen bereits die Dichter Italiens die von Gott höchstpersönlich den Menschen gesandte Nebbiolo-Traube.

So besonders war die in manchen Jahren zu geschmacklichen Höchstleistungen reifende Traube, dass man im 15. Jahrhundert Strafen über all jene verhängte, die erwischt wurden, wenn sie bei Nacht und Nebel die wertvollen Stecklinge von den Weinbergen stibitzten. Fünf Lire betrug die verordnete Geldbuße. Wer allerdings zweimal ertappt wurde, dem hackte man die Hände ab. Und wer gar mit mehr als fünfzehn Reben im Beutel ergriffen wurde, der landete am Galgen.

Dort, wo am italienischen Stiefel die Schlaufe

gebunden wird, im Nordwesten, hat der Barolo seine Heimat. Hier im Piemont, von den Alpen und dem Appenin geschützt, wächst, nein, residiert dieser edle Tropfen, der zu den Besten Italiens zählt.

Bei der Weinproduktion kommt eine Menge zusammen, denn das Gebiet grenzt an die Schweiz, Frankreich, Ligurien, die Lombardei, die Emilia Romagna und das Aostatal. Doch wer jetzt den Barolo wegen seiner weinaffinen Nachbarn für einen unkomplizierten und gefälligen Tropfen hält, der irrt: Er ist eigenwillig und zickig, seine Aromen speziell. So herausragend sie auch sein mögen, sie sind keinesfalls jedermanns Sache.

Die Begriffe Asphalt, Rosen, Anis, Trüffel, Maulbeeren und sogar Lakritz werden bemüht, um dieses einzigartige Geschmackserlebnis zu umschreiben. Bei einigen Weinen kommen nach der entsprechenden Lagerzeit Orangenzeste, Kirsche, Rhabarber, Veilchen und Pfeffer zur Geltung. Das Aromenspiel ist atemberaubend.

Die Tradition dieses Kult-Roten entwickelte sich über viele Jahrhunderte. Bereits vor den Römern machten sich die ligurisch-keltischen Tauriner um den Weinanbau verdient. Seine Feinabstimmung aber erhält der Wein erst durch die später aktiv werdenden französischen Winzer und Önologen.

Der Barolo und auch der andere edle Star der Region, der Barbaresco, werden aus der Nebbiolo-Traube gekeltert. Der Name der Traube bedeutet zwar »Nebel«, doch gemeint ist damit nicht die hohe Luftfeuchtigkeit, sondern ein weiß schimmernder Belag, der sich mit zunehmender Reife auf den Beeren ausbildet.

Der Barolo ist ein Kunstwerk für Kenner, die, einmal verführt, immer wieder zu der nicht geraden preiswerten Flasche greifen werden. Schließlich braucht man im Haus immer einen Tropfen für die ganz besonderen Gelegenheiten.

Es ist die Geschichte von einem Bräutigam überliefert, der sich kurz vor seiner Eheschließung ein Gläschen genehmigte und nach dem Genuss Abstand von der Hochzeit nahm. Verglichen mit den Aromen in seiner Nase kam ihm seine Zukünftige plötzlich zu fad vor. Also Vorsicht: Der Zeitpunkt des Barolo-Genusses sollte gut gewählt sein!

Mit ein wenig Glück wird einem diese Geschichte in dem nur wenige hundert Einwohner zählenden Dorf Barolo erzählt. Vorausgesetzt, man sitzt zur rechten Zeit mit dem richtigen Wein im richtigen Lokal.

Wer den Schluck allerdings achtlos herunterschluckt, hat sicher keine Chancen, ins Gespräch zu kommen.

»Man darf ihn nur nicht verpassen«, heißt es hier, und gemeint ist damit der genau richtige Lagerungszeitpunkt, durch den der Barolo zu einem grandios eigenwilligen Trinkgenuss wird.

»Alles muss stimmen«, sagt Pietro, der Kellner, und rät, sich beim Kauf auf einen erfahrenen Weinhändler zu verlassen.

»Hat man Pech, ist die Fruchtigkeit verloren und die Tannine sind zu hart.« Außerdem solle er gut acht Jahre gelagert sein, auch wenn die modernen Techniken die Qualität des Weines inzwischen selbst bei kürzerer Ruhe im Fass und in der Flasche deutlich verbessert hätten. Meist hängt diese Zeitspanne von der Lage und den jeweiligen Klimaschwankungen ab. Beides entscheidet über die Ausbildung starker Fruchtaromen.

Sind die Weine jung und werden sie mit Teilen der Stiele gekeltert, sind sie oft noch rau und ruppig. Vorgeschrieben sind für einen Barolo mit DOCG-Siegel eine Mindestreifezeit von 38 Monaten. Davon 18 Monate im Holzfass. Bei einem Reserva liegt die Reifezeit bei mindestes 62 Monaten.

Übrigens befindet sich nur zwanzig Kilometer entfernt der Ort Barbaresco. Es gibt hier zwar das gleiche Terroir, aber das Gebiet liegt etwas tiefer und ist deshalb wärmer.

Hier wird der oben schon erwähnte Zwillingsbruder des Barolo, der Barbaresco, produziert. Auch dabei handelt es sich um eine Gaumenfreude ersten Ranges, die man nicht auslassen sollte. Ob Barolo oder Barbaresco, beim Kauf dieser Weine bekommt man, ein wenig Geduld vorausgesetzt, eine Menge Vorfreude gratis dazu: Schließlich lassen sie sich mühelos ein paar Jahre lagern.

Und was isst man dazu? Zum Barolo eignen sich alle kräftigen Speisen wie Wild, gegrilltes Fleisch und geschmortes Lamm.

RINDER-PAPRIKA-GULASCH MIT FUSILLI

Dieses Gericht ist für 4 Personen bemessen. Laden Sie Gäste dazu ein, oder machen Sie aus dem Gulasch am zweiten Tag eine Gulaschsuppe. Hierzu das Gulasch mit 200 ml Rinderbrühe auffüllen, aufkochen und nochmals mit Salz, Pfeffer und Rosenpaprika abschmecken.

700 g Rindergulasch
6 Schalotten
2 Knoblauchzehen
2 EL Tomatenmark
1 EL Aceto Balsamico
2 EL Olivenöl
1 EL Rapsöl
1 Lorbeerblatt
1 TL getrockneter Majoran
400 ml Rinderbrühe oder Fond

1 kleine Dosen geschälte Tomaten
Salz, Pfeffer, Paprikapulver mild
2 rote Paprikaschoten
500 g Fusilli

Schalotten abziehen und in Würfel schneiden, Knoblauch abziehen und fein schneiden, Fleisch, wenn nötig, in Würfel schneiden und trockentupfen.

In einem Bräter die Öle heiß werden lassen und das Fleisch mit den Schalotten anbraten. Mit Salz, Pfeffer und großzügig mit Paprikapulver würzen. Knoblauch, Lorbeer und Majoran hineingeben. Tomatenmark kurz anschwitzen und alles gut vermischen. Balsamico und geschälte Tomaten dazu geben. Mit Brühe oder Fond auffüllen und bei geschlossenem Deckel 80 Minuten und mäßiger Hitze schmoren lassen.

Fusilli nach Packungsangabe kochen und abgießen.

In der Zwischenzeit die Paprika waschen, Stielansatz abschneiden, vierteln und Kerne und das innere Weiße entfernen. Paprika in Würfel schneiden und nach Ablauf der Zeit zum Fleisch geben. Weitere 10 Minuten schmoren lassen. Nochmals mit den Gewürzen abschmecken.

Wenn die Sauce zu flüssig ist, kann man sie mit 1 – 2 EL dunklem Saucenbinder oder 2 EL Crème fraîche binden.

Gulasch mit Fusilli servieren.

Zubereitungszeit: 30 Minuten + 1½ Std.

Schmorzeit.

SCHWEINERÜCKEN MIT EINER KRUSTE AUS PINIENKERNEN UND ROSMARIN

Für 2 Personen

500 g Schweinerücken
1 EL Pinienkerne
1 Zweig Rosmarin
1 Knoblauchzehe
Salz, Pfeffer aus der Mühle
4 EL Natives Olivenöl

Backofen auf 200 Grad vorheizen.
Das Fleisch waschen und trockentupfen. Der Länge nach mehrmals ca. 1 cm tief einschneiden. So hält die Kruste besser. Mit Salz und Pfeffer von allen Seiten würzen.

Die Pinienkerne in einer Pfanne ohne Öl anrösten und herausnehmen. Knoblauch abziehen und sehr fein schneiden. Rosmarinnadeln zerkleinern.

Klein gehackte Pinienkerne, Knoblauch und Rosmarin mit Olivenöl vermischen.

Die Masse auf dem Schweinerücken verteilen und fest andrücken.

Das Fleisch in eine flache, ofenfeste Form geben und im Backofen auf mittlerer Schiene ca. 40 Minuten knusprig braten. Nach der Garzeit das Fleisch in Alufolie packen und 10 Minuten ruhen lassen. Dann kann es in Scheiben geschnitten und serviert werden. Dazu schmecken ein gutes Bauernbrot und verschiedene Senfsorten. (z.B. Honigsenf, Feigensenf, körniger Senf).

Zubereitungszeit: 1 Stunde.

HAUCHDÜNNE PFANNKUCHEN MIT SPINAT UND ZIEGENKÄSE GEFÜLLT

Für 2 Personen

65 g Mehl
125 ml Milch
2 Eier
30 g flüssige Butter
Salz, Pfeffer aus der Mühle
1 EL Natives Olivenöl
2 Schalotten
120 g Spinat aufgetaut
½ Bund Basilikum
½ Bund Petersilie, ein paar Blätter zum Garnieren zurückhalten
250 g geschälte Tomaten

4 EL geriebener Parmesan
3 EL Ziegenfrischkäse
125 g Quark
125 g Crème fraîche
1-2 Spritzer Tabasco

Zuerst Mehl, Milch, Eier mit etwas Salz und Pfeffer verrühren. Basilikum fein schneiden und zur Mehlmischung geben. Langsam die Hälfte der flüssigen Butter unterrühren und den Teig 30 Minuten stehen lassen.

In einer Pfanne die abgezogenen, fein geschnittenen Schalotten in etwas Olivenöl andünsten. Die Tomaten abgießen und in die Pfanne geben. Den Spinat gut ausdrücken, zerrupfen und dazugeben. Mit Salz und Pfeffer abschmecken und so lange köcheln lassen, bis die Flüssigkeit verdampft ist.

Petersilienblätter fein schneiden. In einer Schüssel den Quark, 2 EL Parmesan und die Petersilie mit der Tomaten-Spinat-Mischung verrühren. Mit Salz und Pfeffer abschmecken. Den Ziegenfrischkäse hineinbröseln.

Backofen auf 200 Grad vorheizen.

Eine Auflaufform einfetten.

Die restliche Butter in einer beschichteten Pfanne erhitzen und aus dem Teig 2 – 3 dünne Pfannkuchen backen.

Die Pfannkuchen mit der Masse bestreichen und aufrollen. Nebeneinander in die Form legen. Den restlichen Parmesan und Crème fraîche verrühren und mit Salz und Tabasco würzen. Nochmals vermischen und über die Pfannkuchen verteilen.

Im Backofen auf mittlerer Schiene 20 Minuten überbacken.

Mit der restlichen Petersilie bestreuen und servieren.

Zubereitungszeit: 75 Minuten.

RIOJA – DER LEIDENSCHAFT-LICHE

E r ist der »Spielgefährte« unter den Weinen. Nicht Schwere und Fruchtigkeit ist bei ihm Trumpf, sondern Leichtigkeit, Finesse und Eleganz. Angebaut wird er in einer der wichtigsten Weinregionen Europas, die sich südlich von Bilbao über die Gebiete La Rioja, das Baskenland und Navarra erstreckt. Dabei wird der Großteil der Trauben in den Weinbergen entlang des Flusses Ebro kultiviert. Die Böden sind kalk- und lehmhaltig und verleihen dem Wein sein einzigartiges Aroma. Unterschieden werden die Anbaugebiete Rioja Alta, Rioja Baja und Rioja Alavesa.

Durch seinen unaufdringlichen Gaumengenuss lassen sich die Feinheiten seiner Struktur besonders gut herausschmecken. Ausgeprägter sind sie, wenn es sich um Reserva-Abfüllungen handelt. Hier steht das Rauchige, Tabakähnliche im Vordergrund, wobei sie selten höherprozentig daherkommen. Rioja-Weine sind ideale Trinkweine, von denen man gern auch mal eine Flasche zwischendurch öffnet.

Oft schieben sich Vanillearomen in den Vordergrund. Sie stammen von den Fässern aus amerikanischer Eiche, die oft während der Lagerung eingesetzt werden. Inzwischen bevorzugt man allerdings französische Eiche. Durch sie kommen die fruchtigen Akzente besonders gut zur Geltung. Immer wieder mischen sich Kräuter und beerige Aromen in das facettenreiche Bukett des spanischen Matadors.

Neben dem besonderen Boden beeinflusst vor allem das sowohl atlantische als auch mediterrane Klima die ausgeglichen daherkommenden Weine. Gleichmäßige und moderate Temperaturen, aber auch ausreichende Feuchtigkeit kommen der Qualität zugute, ebenso wie die gelegentlichen, insbesondere durch den Atlantik angestoßenen, kälteren Phasen.

Ganz nach Jahrgang und Gebiet entstehen sehr unterschiedliche Rioja-Abfüllungen. Verfeinert werden sie durch neue Methoden, die Einzug in die Winzereien gehalten haben. So findet man sogar Rioja-Weine, die eine deutliche Erdbeernote aufweisen.

Die Lagerzeiten der Weine in den Fässern sind

vorgeschrieben: in der Güte Crianza und Reserva ein Jahr, im wertigeren Gran Reserva zwei Jahre. Erst dann dürfen sie in den Handel.

Besonders gut passt der vielseitige Rioja zu geschmortem und gebratenem Lamm, Hirsch-rücken, Pilzgerichten, Geflügel und allem, was man so mit Trüffel anstellen kann.

ZITRONEN-HÄHNCHEN AN ZUCKERSCHO-TEN-ERBSEN-SALAT MIT MINZE

Für 2 Personen

2 – 3 Hähnchenschenkel
1 Knoblauchzehe
1 Zweig Thymian
1 unbehandelte Zitrone
1 EL flüssiger, dunkler Honig
Salz, Pfeffer aus der Mühle, Paprika edelsüß
Öl für die Form
250 g Zuckerschoten
250 g kleine grüne Erbsen (lieber aus der Tiefkühltruhe als aus der Dose)

½ Bund Basilikum
4 Blätter Minze
100 g Crème fraîche
1 Eigelb, Zimmertemperatur
1 TL Senf
100 ml Natives Olivenöl
1 TL Zitronensaft
Salz, Pfeffer

Backofen auf 220 Grad vorheizen.

Hähnchen waschen und trocknen.

Thymianblättchen und Knoblauch fein hacken, Zitrone halbieren und den Saft auspressen. ½ TL Abrieb aus der Schale hobeln.

1 EL Zitronensaft, Honig, Abrieb und Thymian mit Pfeffer verrühren.

Die Hähnchenteile in eine geölte, flache Auflaufform geben. Mit Salz, Pfeffer und Paprika von allen Seiten würzen. Mit der Zitronenmarinade bestreichen.

Mit Alufolie abdecken und im Backofen auf mittlerer Schiene 40 Minuten bei 220 Grad erhitzen. Danach die Alufolie entfernen, Hitze auf 200 Grad reduzieren und weitere 20 Minuten knusprig braun werden lassen.

In der Zwischenzeit die Zuckerschoten putzen und waschen. Die noch gefrorenen Erbsen in kochendem Salzwasser 1 Minute blanchieren. In ein Sieb gießen, mit kaltem Wasser abschrecken und auskühlen lassen.

Für die nun entstehende Mayonnaise sollten alle

Zutaten Zimmertemperatur haben!

Eigelb mit Senf, Zitronensaft, Salz und Pfeffer gründlich vermischen. Das Olivenöl mit den Quirlen vom Handrührgerät erst tropfenweise, dann in einem dünnen Strahl unterschlagen, bis eine dickliche Mayonnaise entsteht.

Crème fraîche unter die Mayonnaise ziehen und mit Zitronensaft, Salz und Pfeffer abschmecken. Kurz vor dem Servieren Zuckerschoten, Erbsen und die kleingehackte Minze untermischen.

Das Hähnchen mit Zitronenscheiben und dem Salat servieren.

Zubereitungszeit: 1½ Stunden.

SEPIA-PASTA MIT SCAMPI IN ORANGEN-CHILIÖL

Für 2 Personen

250 g Sepia-Pasta (mit Tintenfisch gefärbte schwarze Nudeln)
300 g ausgelöste Scampi
1 unbehandelte Orange
4 EL Natives Olivenöl
1 frische Knoblauchzehe
½ Bund Koriander
Meersalz, Pfeffer aus der Mühle
½ TL Chiliflocken
1-2 Stangen Sellerie
10 Cocktailtomaten
50 g gehobelter Parmesan
1 EL brauner Zucker

Mit einem scharfen Messer oder Zesterschneider

die Schale der Orange fein abhobeln, halbieren und den Saft auspressen. Knoblauch abziehen und in sehr dünne Scheiben schneiden.

In einer tiefen Pfanne Olivenöl leicht erwärmen. Orangenabrieb und Knoblauch hineingeben und bei wenig Hitze das Öl aromatisieren lassen. Der Knoblauch sollte nicht bräunen.

Scampi waschen und gut trocknen. 1 EL Orangensaft darüber träufeln. Mit Salz und Pfeffer würzen. Stangensellerie abschälen und von den Fasern befreien. In feine Würfel schneiden. Das Grün der Staude aufheben.

Cocktailtomaten waschen und halbieren. Korianderblätter fein zupfen.

In einer zweiten, kleineren Pfanne den Zucker verflüssigen und die Cocktailtomaten mit der Schnittseite nach unten in die Masse setzen und karamellisieren lassen. Mit dem restlichen Orangensaft ablöschen.

Sepia Pasta nach Anleitung kochen. ½ Tasse Pastawasser aufheben.

Das aromatisierte Öl erhitzen und Staudensellerie und Scampi hineingeben.

Alles ca. 5 Minuten garen, dabei die Scampi wenden. Die karamellisierten Cocktailtomaten mit dem Saft in die Pfanne geben, alles aufkochen und leicht einköcheln lassen. Mit Chili, Pfeffer und Salz abschmecken. Wenn zu wenig Flüssigkeit vorhanden ist, etwas Pastawasser hinzugeben.

Die Pasta in ein Sieb abgießen und in die

Pfanne geben. Alle gut miteinander vermischen. Mit Koriander, Selleriegrün und Parmesan bestreuen und sofort servieren.

Zubereitungszeit: 45 Minuten.

FRÜHLINGS-KRÄUTER-RISOTTO

Für 2 Personen

250 g Risottoreis
1 Schalotte
1 frische Knoblauchzehe
120 ml Weißwein
600 ml Gemüsebrühe
2 EL Natives Olivenöl
½ Bund Frühlingskräuter oder 3 EL 8-Kräuter-Mischung aus der Tiefkühltruhe
1 unbehandelte Zitrone
Meersalz, Pfeffer aus der Mühle
100 g Zuckerschoten
80 g Erbsen
½ Zucchini
50 g geriebener Manchego (spanischer Schafs-käse)

Abgezogene Schalotten und Knoblauch fein

würfeln und mit dem Risottoreis in 1 EL Olivenöl andünsten. Mit Weißwein ablöschen.

Nach und nach die heiße Brühe angießen und regelmäßig rühren. Bei geringer Hitze wird das Risotto so lange geköchelt, bis die Flüssigkeit aufgenommen wurde. Das dauert je nach Reis ca. 20 Minuten. Immer wieder rühren, nachgießen und im Auge behalten. Es sollte schön sämig sein.

Zucchini waschen, längs vierteln und in Scheiben schneiden, frische Kräuter hacken.

Zitrone waschen, die Schale abreiben und den Saft auspressen.

In kochendem Salzwasser die Zuckerschoten, Zucchini und gefrorenen Erbsen eine Minute blanchieren. Abgießen und mit 1 EL Olivenöl mischen. Mit Zitronenabrieb, Salz und Pfeffer würzen.

Risotto mit der Gemüsemischung, den Kräutern und dem Käse gut vermischen und mit Salz, Pfeffer und Zitronensaft abschmecken. Mit Kräutern garnieren und heiß servieren.

Zubereitungszeit: 40 Minuten.

WEIN BEGLEITET DIE MENSCHLICHE ZIVILISATION

Es begab sich vor 8000 Jahren. Da sammelte das Mitglied eines Nomadenstammes essbare Beeren und Früchte in einem Waldstück im heutigen Georgien. Er hatte Glück, schon bald war sein aus Reet geflochtener Korb randvoll. Er machte sich auf den Rückweg zur Höhle, in der man einen passablen Unterschlupf gefunden hatte. Alles war friedlich und gut.

Andere Mitglieder drehten eine saftige Hirschkeule auf dem Lagerfeuer und unser Sammler füllte seine Früchteausbeute in eine Tonschale, damit alles möglichst frisch blieb.

Schon damals liebte man einen fruchtigen Nachtisch.

Man saß also kauend am Lagerfeuer, als aus dem Nichts plötzlich ein gigantischer Bär auftauchte, der die Höhle für sich beanspruchte. Die Stammesmitglieder rafften das Allernötigste zusammen und rannten in den Wald. Wahrscheinlich kümmerte sich der Bär erst einmal um die Rehkeule und legte sich zum Verdauen in den Höhleneingang.

Höhlen waren in diesem Gebiet rar, also beschloss der Stamm, in der Nähe zu bleiben und abzuwarten, bis der Bär sich eine neue Unterkunft suchte. Doch der blieb. Irgendwann dürfte er die inzwischen im Tongefäß vergorenen Früchte entdeckt und weggeschlürft haben.

Das Schauspiel, das sich dem Nomadenstamm jetzt bot, sollte alles verändern: Der Bär wankte, grunzte und torkelte! Und schien nicht mehr von dieser Welt. Das wollte man unbedingt auch mal erleben...

So oder so ähnlich dürfte sie begonnen haben, die Kulturgeschichte des Weins. Man verfeinerte das Vergären, wählte besondere Früchte aus und gab sein Wissen weiter.

Vor etwa 7800 Jahren wurde dann schon der Weinanbau und die Weinveredelung betrieben. Aus dieser Zeit stammen die bisher von Archäologen ausgegrabenen ältesten Funde von Gefäßen, in denen Spuren von Wein festgestellt wurden. Dokumentiert wurden diese Ausgrabungen in den »Proceedings« der US-Nationalen Akademie der Wissenschaften (PNAS).

Der bis dato älteste bekannte Nachweis von Weinanbau stammt übrigens aus der Ausgrabungsstätte Hajji Firuz Tepe im Iran. Er geht auf das Jahr 7400 zurück.

Feststellen konnte man in den Scherben Reste von Weinsäure, Bernsteinsäure, Apfelsäure und Zitronensäure, die typisch für die Weinherstellung sind. Weil die Töpferwaren porös und ionisch sind, absorbierten sie die Flüssigkeiten und bewahrten sie vor den Verunreinigungen der folgenden Jahrtausende.

Zusammen mit Feigen und Oliven waren Weintrauben damit die ersten domestizierten Wildfrüchte.

In Ägypten wurden Spuren der Weinherstellung aus der Zeit des 4. Jahrtausends v. Chr. und in der Ägäis von ca. 2500 v. Chr. nachgewiesen.

Fest steht, dass unter den Pharaonen im Zweistromland die Weinveredelung so weit vorangetrieben wurde, dass die dabei gewonnen Erkenntnis Jahrtausende Bestand hatten und in aller Herren Länder exportiert wurden. Ebenso wurde mit dem Wein selbst in den Ländern des Mittelmeerraumes ein sich immer weiter ausbreitender Handel getrieben.

Einige Wissenschaftler behaupten sogar, dass der Weinhandel für die Einführung von Verträgen, die Einführung des Geldes und die Entstehung der frühen Gerichtsbarkeit in Verbindung steht.

Wein war ein begehrtes Gut, das jeder (im Munde) haben wollte.

Von den Minoern auf Kreta ging dann ein weiterer Handelsschub aus. Durch sie wurde der Wein in Griechenland im 2. Jahrtausend v. Chr. zu einem wichtigen Kulturgut.

Chios wurde rasch zum Weinanbauzentrum der Antike. Es folgten die Spitzenprodukte aus Thasos, Lesbos und Rhodos. Eifrig wurde experimentiert und verkostet. Der Grieche Theophrast schrieb bereits 400 Jahre v. Chr. über die Auswirkung von Bodenbeschaffenheit, Mikroklima und Rebsorten. Und er hielt die Erkenntnis fest, dass niedrige Erträge mit einer hohen Qualität einhergingen.

Klar, dass ein derart vortreffliches Produkt auch einen Gott brauchte. Dionysos oder auch Bakchos (bei den Römern hieß er Bacchus) wurde für zuständig erklärt. Nach der Mythologie habe er Wein, Milch und Honig aus dem Boden hervorsprudeln lassen. Besonders mit dem Wein befreie er die Menschen von ihren alltäglichen Sorgen. Keine Frage: eine wahrlich göttliche Tat.

Von Griechenland aus trat die Weinkultur ihren Siegeszug nach Sizilien, Süditalien, Sardinien und Südfrankreich an.

Als wichtigste Weinbauregion entwickelte sich nun Pompeji, das schließlich 79 n. Chr. durch einen Vulkanausbruch zerstört wurde.

Um die Lücke zu füllen (»Schreck lass nach, es gibt keinen Wein mehr!«), wurden Reben in allen Teilen des Landes gepflanzt, und zwar so zahlreich, dass der römische Kaiser Domitian die Kultivierung neuer Weinbauregionen verbot. 200 Jahre blieb diese Verordnung in Kraft, doch den Siegeszug des Weines konnte sie nicht aufhalten.

Weil der Kriegsherr Marcus Aurelius Probus die Weinversorgung seiner Truppen, die im nördlichen und östlichen Bereich des Reiches kämpften, sicherstellen musste, hob er das Edikt auf. Er ließ zur Steigerung der Kampfesmoral seiner Legionen Rebkulturen an Mosel und Donau anlegen. Sie bildeten die Basis des Weinanbaus in Deutschland und Österreich.

Aber auch in Frankreich und Spanien wurden Hügel und Berge mit Reben bepflanzt, die Vinifizierung verbessert und aus dem Anbau ein profitabler Wirtschaftsfaktor geschaffen.

Mit dem Untergang des Römischen Reiches erlebte auch der Weinanbau einen andauernden Niedergang. Erst im 13. und 14. Jahrhundert erholte sich der Weinanbau und -handel allmählich. Das lag nicht zuletzt an den florentinischen und venezianischen Handelshäusern.

Um den Anbau und die Veredelung kümmerten sich nun auch Klöster, die sich mit dem Weinhandel von den bäuerlichen Zwangsabgaben unabhängig machen wollten. Zudem konnten sie einen besonderen Schatz heben und anwenden: In ihren Bibliotheken lagerten alte Schriften über den richtigen Weinanbau und unzählige Erkenntnisse über die Auswirkungen von Bodenbeschaffenheit und Klima.

Die Mönche züchteten neue Rebsorten, schufen einen Überblick über die Qualitäten und regten Handelsverbindungen an.

Die Güte sollte stimmen, denn schließlich trank man erstens den Wein selbst und schickte ihn zweitens auch in den Vatikan. Je besser die Qualität, umso mehr konnte man damit verdienen, und das wiederum erleichterte das Leben im Kloster ungemein. Obendrein konnte man sich einen guten Ruf erwerben. Und das war bare Münze in diesen unsicheren Zeiten.

TANNAT – DER LIEBLING DER HERZEN

Genau dieser Wein könnte Ihr Lieblingswein werden. Man liebt ihn oder lässt ihn links liegen. Dazwischen ist eigentlich wenig Platz.

Zahlreiche Weinfans halten ihn für einen der köstlichsten Tropfen überhaupt. Wie der Name schon sagt, kommt er mit reichlichen Tanninen daher und gilt daher unter manchen Eingeweihten als dem Körper besonders wohltuend. Ob es nun stimmt oder auch nicht, Tanninen wird eine positive Wirkung nachgesagt. Später dazu mehr.

Ursprünglich stammt die Traube aus den französischen Pyrenäen, wo sie heute noch auf 3.000 Hektar angebaut wird. Aber auch in Uruguay und Argentinien steigt die Produktion deutlich

an. Hier wird er allerdings oft unter dem Namen
»Harriaque« vertrieben. Damit wird der Fran-
zose Don Pascual Harriaque geehrt, der die Trauben im Jahr 1870 mitbrachte, als er nach Uruguay auswanderte.

Die Tradition des Weinanbaus und die Anwen-
dung moderner Vinifizierungsmethoden in Südamerika haben inzwischen dazu geführt, dass es
einige Weine aus dieser Region durchaus mit der
französischen Konkurrenz aufnehmen können.

Im Glas hat der Tannat einen Auftritt in nahezu schwarzer Farbe.

Die gesundheitsfördernde Wirkung wird ihm
aufgrund einer Studie von Dr. Roger Corder vom
Londoner William Harvey Research Institute
nachgesagt. Der bescheinigte ihm einen hohen
Anteil von Polyphenolen. Dazu gehört das als
Radikalenfänger und Beschützer der Blutgefäße
anerkannte Procyanidin, bzw. Resveratrol.

Diese Stoffe sind auch deshalb stark vertreten,
weil hier das klassische Keltern, also die Gärung
mit Stielen und Kernen, im Zeitraum von drei
bis vier Wochen erfolgt.

Nach Medizin schmeckt er jedoch keinesfalls, eher nach Vanille, Blaubeere, Teer, Kakao
und orientalischen Gewürzen. Auch Kirschno-
ten machen sich bemerkbar.

Dabei ist der Wein von fruchtiger Frische und
beschert einen lang anhaltenden Geschmacks-
abgang im Rachenraum. Wegen der Tannine ist
das Gaumengefühl so besonders, dass mir hier

die Worte ausgehen. Vielleicht am besten zu vergleichen mit dem stürmisch, samtig-schuppigen Zungenkuss einer Meerjungfrau. So ungefähr muss der sich anfühlen.

20 Monate reift dieser Tropfen, bevor er in den Verkauf kommt. Oft wird er mit Cabernet Sauvignon und Cabernet Franc verschnitten, um die Komplexität des Weines weiter zu erhöhen.

Aber was kommt mit diesem besonderen Tropfen auf den Tisch? Gern Lamm, Rind, Wild und Käse.

HÜFTFILET-STEAKS MIT LAUCH IN SENFSAUCE

Das Filetstück aus der Rinderhüfte ist unglaublich zart, und lässt sich wunderbar in Medaillons schneiden. Zudem ist es wesentlich günstiger als Rinderfilet. Fragen Sie ihren Metzger explizit nach diesem Stück.

Die Steaks sollten mindestens 1 Stunde vor der Zubereitung aus dem Kühlschrank genommen werden.

Für 2 Personen

2 südamerikanische Hüftfilet-Steaks á 220 g
2 Stangen Lauch
2 Schalotten
4 El Natives Olivenöl
1 EL Butter
1 TL Senfkörner

1 EL Mehl
250 ml Rinderbrühe
2 EL Milch
3 TL mittelscharfer Senf
Meersalz, Pfeffer aus der Mühle

Die groben Enden vom Lauch abschneiden. Restliche Lauchstangen in jeweils drei lange Stücke teilen und im Sieb abbrausen. Schalotten abziehen und fein würfeln.

In kochendem Salzwasser die Lauchstücke ca. 10 Minuten bissfest kochen und abgießen.

In einer Pfanne 2 EL Olivenöl leicht erhitzen und die Schalotten andünsten. Senfkörner hineingeben und mit dem Mehl bestäuben. Alles unter Rühren dünsten, bis eine hellgelbe Masse entstanden ist. Mit Brühe und Milch ablöschen und weitere 5 Minuten rührend köcheln lassen. Senf dazugeben und mit Salz und Pfeffer abschmecken. Die Lauchstücke in die Soße geben und warmhalten.

In einer Guss- oder Steakpfanne 2 EL Olivenöl und Butter heiß werden lassen. Die Steaks leicht andrücken und in das heiße Fett geben.

Von jeder Seite 2½ Minuten scharf anbraten. Von der Herdplatte ziehen und 3 – 5 Minuten ruhen lassen. In der Zwischenzeit den Lauch in der Senfsauce nochmals heiß aufkochen lassen.

Steaks von beiden Seiten mit Meersalz und Pfeffer würzen, anschließend mit Lauch in Senfsauce anrichten und sofort servieren.

Dazu schmeckt knuspriges Bauernbrot oder
Baguette.
Zubereitungszeit: 40 Minuten.

LAMMKOTE-LETTS AUF PAPRIKA-SUGO MIT SCHWARZEN OLIVEN

Für 2 Personen

8 Lammkoteletts
2 rote Paprikaschoten
1 gelbe Paprikaschote
1 Knoblauchzehe
2 Schalotten
8 schwarze, entsteinte Oliven
4 EL Natives Olivenöl
1 EL getrocknete mediterrane Kräuter (Rosmarin, Majoran, Thymian, Oregano)
1 EL Aceto Balsamico
1 EL Paprikapulver geräuchert
150 – 200 ml Gemüsebrühe

Salz, Pfeffer aus der Mühle

Lammkoteletts rechtzeitig aus dem Kühlschrank nehmen. Waschen, trockentupfen, leicht salzen und pfeffern.

Paprikaschoten waschen, trocknen und mit einem Sparschäler die Haut abziehen, vierteln und die Kerne mit dem inneren weißen Fruchtteilen entfernen. In kleine Würfel schneiden. Knoblauch und Schalotten abziehen und fein hacken.

Oliven in Scheiben schneiden.

2 EL Olivenöl in einem Topf erhitzen. Zwiebeln darin glasig dünsten. Rote Paprikastücke und Knoblauch hinzufügen und kurz mitbraten. Mit Salz, Pfeffer und Paprikapulver würzen. Brühe hinzugeben und aufkochen lassen. Hitze reduzieren und bei geschlossenem Topf und milder Hitze 15 Minuten köcheln lassen. Mit dem Pürierstab fein pürieren. Die Olivenscheiben, gelbe Paprikastücke und Kräuter hinzufügen und weitere 10 Minuten leicht köcheln lassen. Notfalls etwas Brühe nachgießen. Die Sugo sollte sämig sein. Mit Balsamico abschmecken und warmhalten.

In einer Pfanne 2 El Olivenöl erhitzen und die Koteletts von beiden Seiten jeweils 1 Minute scharf anbraten. Die Koteletts in die Paprika-Olivensauce geben und ca. 4 Minuten darin weitergaren. Nochmals abschmecken.

Die Sauce auf Teller verteilen und die Lamm-

Koteletts darauf anrichten.
   Dazu schmeckt warmes Fladenbrot.
   Zubereitungszeit: 40 Minuten.

GEBRATENE KNOBLAUCH-CHAMPIGNONS UND ÜBERBACKENES PESTO-KÄSE-BAGUETTE

Für 2 Personen

200 g kleine, braune Champions
1 – 2 frische Knoblauchzehen
2 EL gehackte Petersilie
3 EL Natives Olivenöl
Meersalz, Pfeffer aus der Mühle, etwas Zitronensaft
½ Baguette
2 EL grünes Pesto aus dem Glas (Bärlauch- o.

Basilikumpesto)

4 Scheiben herzhaften Käse (z.B. Manchego, Cheddar, mittelalter Gouda)

Backofen auf 200 Grad vorheizen.

Baguette der Länge nach halbieren. Mit dem Pesto bestreichen und dem Käse belegen.

Die Champions mit einem feuchten Tuch reinigen. Stielansatz entfernen. Knoblauch abziehen und fein hacken.

In einer Pfanne das Olivenöl erhitzen. Knoblauch und Champions darin braten. Ständig rühren, und zwar solange, bis die Flüssigkeit verdampft ist und das Olivenöl aufgenommen wurde. Mit Salz, Pfeffer und einem Spritzer Zitronensaft würzen. Petersilie untermischen und warmhalten.

Die Baguettehälften im Backofen auf mittlerer Schiene goldgelb überbacken.

Die warmen Knoblauch-Champions in Schälchen verteilen und mit dem Käse-Baguette servieren.

Zubereitungszeit: 30 Minuten.

DIE ZISTERZIENSER-MÖNCHE AUS DEM BURGUND

»U**na caritate, una regula similibus-que vivamus moribus«, sangen im 12. Jahrhundert die Mönche des Klosters Citeaux. Das heißt so viel wie: »Wir wollen in einer Liebe, unter einer Regel und nach einheitlichen Bräuchen leben.« Damit wurde aus der Tradition der Benediktiner heraus der Orden der Zisterzienser gegründet.

Ihr Ideal hier auf Erden bedeutete auch, von den Zwangsabgaben der Bauern unabhängig zu sein und von den Früchten der eigenen Arbeit zu leben. Also machte man sich daran, neben dem Dienst an Gott und der Erledigung klösterlicher Aufgaben, eigene Erzeugnisse herzustellen, die man zum Leben brauchte und für die man im Tausch andere überlebenswichtige Waren erhielt.

Das Kloster lag im Burgund, da war es naheliegend, den Weinanbau zu betreiben. Zudem waren die Brüder in ihren Kutten sicherlich keine Kostverächter. Warum denn auch? Schließlich handelte es sich um eine Gottesgabe.

Mönche hatten Zugang zu Büchern, und schon bald studierten und sammelten sie alles, was es zum Thema Weinanbau in ihren Bibliotheken zu Lesen gab. Und sie begannen, die Natur und ihre Auswirkungen auf den Geschmack des Weines zu beobachten. Zwar verzichteten die Zisterzienser auf weltlichen Besitz, andererseits waren sie aber durchaus bereit, sich in Arbeit zu stürzen.

Penibel wurden Sonnenscheindauer und Windintensität notiert, und schließlich fiel den mit weißen Kutten bekleideten Mönchen etwas auf: Besonders der Standort bestimmte den Geschmack des Weines. Damit entdeckten sie die Bedeutung des Bodens, und dass besonders er es war, der den Weinen seine spezielle Note verlieh.

Die besten Lagen wurden von den Mönchen mit einer Mauer umgeben und »clos« (geschlossen) genannt. Die Weine, die hier entstanden, galten schnell als erste Wahl bei Hofe, aber auch bei Bischöfen, Kardinälen und im Vatikan.

Vom Erfolg des Klosters beeindruckt, eiferten

die burgundischen Bauern ihnen nach und konnten bald ähnliche Ergebnisse erzielen. Die Qualität der Weine aus der Region erreichte einen legendären Ruf.

Schnell verbreitete sich dieses Wissen im Elsass, den Tälern der Loire und Rhone. Auch an der Mosel und am Rhein machte man sich auf die Suche nach den optimalen Lagen für die einzelnen Trauben.

Neben dem Erdreich mit seiner Mineralienzusammensetzung, Speicherkapazität von Wasser sowie der Bodentiefe zählten nun auch der Winkel der Sonneneinstrahlung und die klimatischen Bedingungen zu jenen geschmacksbeeinflussenden Faktoren, die man zu bedenken hatte. All diese Umweltbedingungen fasste man im Begriff Terroir zusammen.

BRUNELLO DI MONTALCINO – GRUSS AUS DER TOSKANA

Er ist der geschmackvollste Botschafter der sanften Hügel der Toskana. Angebaut wird dieser italienische Spitzenwein in der Gemeinde Montalcino in der Provinz Siena. Jahrelang wurde er unter dem Namen »Vino Rosso Scelto« verkauft. Dabei hat die Region ein stetes Auf und Ab erlebt. Waren es im Jahr 1960 nur noch elf abfüllende Betriebe, haben sich inzwischen wieder über 200 Weingüter diesem berühmten Wein Italiens mit Keller und Rebe verschrieben.

Er ist erst zum Jahresbeginn des fünften Jahres nach der Ernte für den Verkauf freigegeben und muss mindestens zwei Jahre in Eichenfässern ausgebaut werden. Anschließend erfolgt eine zweijährige Reifezeit in der Flasche. Bei der Güteklasse »Reserva« wird ein weiteres Jahr draufgelegt.

Gekeltert wird der Wein sortenrein aus der Sangiovese-Traube.

Verbunden ist dieser Rote mit Ferruccio Biondi-Santi, der 1888 diesen Wein auf einer Messe vorstellte. Weil Biondi-Santi spürte, dass die Rebe eine Menge Potenzial besaß, setzte er auch in der eigentlichen Weinmacherei die allerhöchsten Maßstäbe an. Kompromisse wurden im Namen der Qualität und des Preises, den man dafür erzielen wollte, nicht gemacht.

Die zum Sangiovese Grosso verfeinerte Rebe lagerte nun länger im Fass und wurde mit seiner feinen Struktur tatsächlich rasch zu einem Shootingstar der Weingenießer.

Weil nur allerbeste Jahrgänge in die Flasche kamen, war der Brunello zudem rar und kultig zugleich. Das wiederum war ein solider Gegenwert für die hohen Preise, die die Kunden zu zahlen bereit waren.

Für sage und schreibe 60 Jahre blieb die Familie Biondi-Santi die einzigen Erzeuger dieser lagerungsfähigen Spezialität. Erst gegen Ende der sechziger Jahre wurde das gesamte Anbaugebiet mehr und mehr zur Brunello-Region, die bald zu den ersten acht Weinanbauregionen zählte und die begehrte Auszeichnung *Denominazione di origine controllata* (kontrollierte Ursprungsbezeichnung) erhielt.

Der Brunello besticht durch seine Aromen Pfirsich, Holunder, Veilchen aber auch Leder und schwarze Schokolade. Besonders die Wärme, der die Trauben ausgesetzt sind, sorgt für eine nahezu cremige Gaumenschmeichelei. Ist ein Jahrgang dieses edlen Tropfens besonders gelungen (zuletzt waren das die Jahrgänge 2006, 2007, 2010, 2012 und 2015) machen sich Künstler ans Werk und verewigen dies auf Fliesen am alten Rathaus von Montalcino. Damit zieht man auch amtlicherseits den Hut vor den Segnungen des Bodens, des Klimas und den Leistungen der Weinmacher.

Zum Brunello kann man kräftige Speisen genießen: etwa ein Bistecca all fiorentina (gegrilltes T-Bone-Steak), gebratenes oder geschmortes Fleisch, Steinpilze, Pasta, Leber oder reifen Pecorino.

SCHWEINEBRA-TEN ITALIANO

Es ist zwar eher unwahrscheinlich, aber sollte etwas davon übrig bleiben, schmeckt der Braten, kalt aufgeschnitten, prima auf Bauernbrot.

Für 2 Personen

500 g Schweinebraten z.B. aus der Schulter
300 g Kirschtomaten
4 Schalotten
2 frische Knoblauchzehen
2 EL rotes Pesto
150 ml Rotwein
100 ml Gemüsebrühe
½ Bund Basilikum
2 Fenchelknollen
2 große Möhren
5 getrocknete Tomaten
2 EL Natives Olivenöl
1 EL Honig
2 EL getrocknete italienische Kräuter
Salz, Pfeffer aus der Mühle, Paprika edelsüß
1 EL Schmand

Fleisch 1 Stunde vor der Zubereitung aus dem Kühlschrank nehmen.

Backofen auf 180 Grad vorheizen.

Schalotten und Knoblauch abziehen und fein würfeln. Tomaten waschen, Basilikum fein schneiden. Getrocknete Tomaten in schmale Streifen schneiden.

Fenchelknollen waschen, halbieren und den Strunk entfernen. Möhren schälen und die Enden kappen.

Fleisch, wenn nötig, waschen und trockentupfen. Von allen Seiten mit Salz, Pfeffer und Paprika würzen.

Öl in einem Bräter erhitzen und das Fleisch von allen Seiten anbraten. Schalotten mit Knoblauch hinzugeben und kurz mit anbraten. Den oberen Teil mit Pesto bestreichen und 1 EL italienische Kräuter auf das Pesto geben. Mit Rotwein ablöschen. Brühe hineingeben. Restliche italienische Kräuter, getrocknete Tomaten und Honig mit der Sauce vermischen. Die halbierten Fenchelknollen und die Möhren im Ganzen um das Fleisch legen. Im Bräter (mit Deckel) im unteren Bereich des Ofens für ca. 70 Minuten schmoren lassen.

Kirschtomaten dazugeben und weitere 10 Minuten schmoren.

Das Fleisch herausheben und in Alufolie ruhen lassen. Fenchelknollen und Möhren aus der Sauce nehmen und warmhalten. Basilikum zur

Sauce geben und mit dem Pürierstab fein pürieren. Schmand einrühren und kurz aufpürieren. Die Sauce nochmals abschmecken. Den Braten in dünne Scheiben schneiden und mit der Sauce und dem Gemüse servieren.

Dazu schmeckt Focaccia.

Zubereitungszeit: 30 Minuten + Garzeit.

HÜHNERLEBER IN SHERRY-SAUCE

Für 2 Personen

> 400 g Hühnerleber
> 150 g braune Champions
> 3 EL Natives Olivenöl
> 1 frische Knoblauchzehe
> 3 Schalotten
> 100 ml trockener Sherry
> Salz, Pfeffer aus der Mühle, Paprika edelsüß
> ½ Bund glatte Petersilie
> ½ Ciabatta

Eine feuerfeste Form oder Tonschale im Backofen bei 80 Grad warmhalten.

Die Hühnerleber trocknen, von Häuten befreien und in Stücke teilen. Schalotten und Knoblauch abziehen und fein schneiden. Champions mit einem feuchten Tuch reinigen, Stielende entfernen und vierteln. Petersilie fein schneiden.

Olivenöl in einer großen Pfanne erhitzen. Schalotten und Champions bei mittlerer Hitze braten, bis die Flüssigkeit aus den Pilzen vollständig verdampft ist. Dabei ständig wenden. Knoblauch hinzugeben und ganz kurz mitdünsten.

Die Hühnerleber in die Pfanne geben und 2 – 3 Minuten von allen Seiten braten. Alles mit Pfeffer und Paprika würzen. Die Leberstücke aus der Pfanne nehmen und in der Form zugedeckt in den warmen Ofen stellen.

Das Ciabatta mit in den Backofen legen.

Sherry in die Pfanne geben, die Hitze erhöhen, Bratensatz mit einem Holzlöffel lösen und alles 3 – 4 Minuten einkochen lassen. Mit Salz und Pfeffer abschmecken.

Die Hühnerleber aus dem Backofen holen und mit der Sherry-Sauce übergießen. Mit der Petersilie bestreuen und untermischen.

Ciabatta in Scheiben schneiden. Zusammen mit der Hühnerleber in Sherry servieren.

Zubereitungszeit: 40 Minuten.

SELBSTGE-MACHTE GNOCCHI MIT RUCOLA UND PECORINO

Für 2 Personen

½ kg mehligkochende Kartoffeln oder 400 g fertige Gnocchi aus dem Kühlregal
125 g Mehl
1 Eigelb
½ Bund Rucola
25 g gehobelter Pecorino
1 EL Butter
Salz, Muskat
2 EL Pinienkerne

Die Kartoffeln waschen und in der Schale ca. 25 Minuten in wenig Salzwasser garen. Abgießen und auskühlen lassen.

In einer heißen Pfanne ohne Öl die Pinienkerne goldgelb rösten. Dabei ständig bewegen.

Die abgekühlten Kartoffeln pellen und durch eine Kartoffelpresse drücken oder mit dem Stampfer fein zerstampfen. Die Masse mit Mehl, Eigelb, Salz und mit einer Prise Muskat würzen.

Rucola waschen, die dicken Stiele großzügig abtrennen und trockenschleudern. Die Hälfte fein hacken und unter die Kartoffelmasse kneten.

Aus dem Teig fingerdicke Rollen formen, in Stücke schneiden und mit dem Gabelrücken ein Muster eindrücken. Die Gnocchi auf einen Teller legen und 15 Minuten ruhen lassen.

Reichlich Salzwasser zum Kochen bringen und die Gnocchi bei schwacher Hitze 5 Minuten garen, bis sie an der Oberfläche schwimmen. Sie sollten nicht kochen. Herausnehmen und gut abtropfen lassen.

Butter im Topf erhitzen und die Gnocchi darin schwenken, bis sie heiß sind. Gnocchi in eine Schüssel füllen und mit dem Pecorino vermischen. Mit dem restlichen Rucola bestreuen und servieren.

Wenn Sie fertige Gnocchi verwenden, garen Sie sie nach Packungsanleitung. Die abgetropften Gnocchi in heißer Butter schwenken und ebenso mit Pecorino vermischen und mit Rucola bestreuen.

Zubereitungszeit: 1 Stunde.

BEAUJOLAIS – SANFTE BRISE VOM MEER

Als frische Atlantikbrise im August kommt der Beaujolais daher. Leicht, fruchtig, charmant, wie ein altes Chanson. Ein Tropfen für alle Zwischendurch-Gelegenheiten. Feine Säure sorgt für einen fruchtigen Geschmack nach Himbeeren, Erdbeeren und manchmal auch Banane.

Nur den leider oft vollkommen verhunzten Beaujolais Nouveau, der jeweils am dritten Donnerstag im November mit jeder Menge Marketing-Tamtam in die Supermärkte einmarschiert, sollte man meiden. Es sei denn, man ist sehr, sehr sicher. Oder kennt einen guten und vertrauenswürdigen Weinhändler. Außerdem sollte er schnell getrunken werden, denn dieser im Verfahren der Kohlensäure-Maischung produzierte Wein verliert schnell an Frische und Geschmack.

Spritzig und locker wie ein Cancan sollte der Beaujolais sein, der noch einmal zulegt, wenn er gemeinsam in der Gruppe getrunken wird. Am besten genießt man ihn mit Musik wie das Lied »La Mer«, dessen sanfter und erfrischender Wellenrhythmus das Munderlebnis des Beaujolais gut abbildet. Breite Schultern, schwere Tannine, ölige Konsistenz, all das sollte man hier eher nicht erwarten. Trinkigkeit ist Trumpf.

Zwischen Burgund und Côtes du Rhône liegt das Anbaugebiet dieses fröhlichen Franzosen. Hier blickt man auf eine lange Weinanbautradition zurück, schließlich gibt es gleich in der Nachbarschaft preisgekrönte Weine.

Bereits die Römer bauten hier Wein an – eine Tradition die, wie bereits erwähnt, die Benediktiner-Mönche aufleben ließen und entscheidend verfeinerten. Der Name des frischen Roten geht hingegen zurück auf das Adelsgeschlecht der Beaujeu, die die Herren der im gleichnamigen Dorf liegenden Burg waren.

Während im Norden Granit den Boden dominiert, ist es im Süden eher der Kalkstein. Haben in der Nachbarschaft Pinot Noir und Syrah das Sagen, baut man hier fast ausschließlich die Gamay-Rebe an, aus der der Beaujolais gekeltert wird. Das Besondere ist ihr weißes Fruchtfleisch, das dafür sorgt, dass der Wein mit wenigen Tanninen, dafür aber mit mehr Frische und einem breiten Aroma-Fächer daherkommt. Unterschieden wird der Rote in drei Qualitätsstufen: Beaujolais, Village und Cru.

Unter den Weinen weist der Brouilly eine dezent erdige Note auf, während die Chénas als besonders fein und edel gelten. Sie ähneln -nach der entsprechenden Flaschenreife- sehr dem Pinot Noir. Der Chiroubles wiederum ist für den schnellen Trinkgenuss gemacht.

Neben den anderen Rebenverwandten sticht der Fleurie hervor. Er schmeckt, wie er heißt: verführerisch und zärtlich. Der Star unter den Beaujolais-Weinen aber ist der Moulin-à-Vent.

Und was isst man dazu? Schweinekotelett etwa, Antipasti, kalten Braten oder Wurstplatten. Auch Meeresfrüchte müssen nicht immer nur von Weißweinen begleitet werden. Ein frischer Beaujolais passt durchaus zu Scampi, Hummer und Dorade.

SPAGHETTI MIT MEERESFRÜCHTEN

Um die passende Menge abzumessen, nutzen Sie die Nudel-Kelle. Meist befindet sich in der Mitte ein Loch, durch das eine bestimmte Menge ungekochter Nudeln passt. Dies ist die Menge, die man als einzelne Portion rechnet.

Das Gericht schmeckt auch mit Thunfisch statt Meeresfrüchten. Dazu 1 –2 Dosen Thunfisch im eigenen Saft abgießen und mit den Gurkenwürfeln in die Sauce geben.

Für 2 Personen

200 g gekochte Spaghetti (ca. 80 g ungekocht)
1 Paket Meeresfrüchte (findet man in der Tiefkühltruhe)
2 Schalotten
1 kl. Dose gehackte Tomaten
1 EL Tomatenmark
½ Salatgurke

1 EL Kapern
Meersalz, Pfeffer aus der Mühle
2 EL Natives Olivenöl
1 EL getrockneter Oregano oder Majoran
½ Bund Basilikum
½ Zitrone
1 kleines Stück Ingwer (2 – 3 cm)
1 Prise Zucker
1 Prise Chili
25 g gehobelter Parmesan

Die Meeresfrüchte aus der Verpackung in ein Sieb geben und langsam im Kühlschrank auftauen.

Anschließend trockentupfen und in eine Schüssel geben. Mit dem Saft der halben Zitrone beträufeln und vermischen. Salzen und pfeffern.

Schalotten abziehen und klein schneiden. Ingwer schälen und sehr fein würfeln. Basilikum waschen, trockenschütteln und in feine Streifen schneiden.

Gurke waschen, halbieren und das Kerngehäuse mit einem Löffel entfernen.

Die Hälften nochmals halbieren und in Würfel schneiden.

In einer tiefen Pfanne das Olivenöl erhitzen und die Schalotten darin anschwitzen. Tomatenmark dazu geben und kurz mit anrösten. Gehackte Tomaten hineingeben und gut vermischen. Ingwer, Kapern und Oregano hinzufügen. Mit Salz, Pfeffer, Zucker und Chili würzen. Bei geschlossener Pfanne 10 Minuten köcheln lassen.

In der Zwischenzeit die Spaghetti nach Packungsanleitung al dente garen und abgießen.

Meeresfrüchte und Gurkenstücke in die Pfanne geben, unterheben und weitere 10 Minuten köcheln lassen. Dabei regelmäßig umrühren.

Wenn die Meeresfrüchte gar sind, nochmals abschmecken. Die abgetropften Spaghetti in die Pfanne geben und alles gut vermischen. Heiß werden lassen. In eine große Schüssel geben, mit dem Basilikum und Parmesan bestreuen und servieren.

Zubereitungszeit: 40 Minuten.

PUTEN-PAPRIKA-PFANNE MIT GURKEN-QUARK

Für 2 Personen

2 Putenfilets á 200 g
1 grüne Paprika
1 rote Paprika
2 Schalotten
½ Salatgurke
2 EL Natives Olivenöl
2 EL gehackte mediterrane Kräuter (z.B. Rosmarin, Thymian, Oregano)
½ Bund Kerbel
½ Bund glatte Petersilie (oder 2 EL Gartenkräuter, eventuell aus der Tiefkühltruhe)
1 rote Zwiebel
1–2 frische Knoblauchzehen
250 g Quark
1 EL kalt gepresstes Rapsöl

Spritzer Zitronensaft
Meersalz, Pfeffer aus der Mühle, Paprika rosenscharf

Rote Zwiebel schälen und in feine Würfel schneiden. Petersilie und Kerbel waschen, trockenschütteln und hacken.

Knoblauch pellen und so fein wie möglich schneiden. Die Gurke waschen, halbieren und das Fruchtfleisch mit einem Löffel entfernen.

Lässt man das Fruchtfleisch in der Frucht, würde der Quark sehr schnell verwässern.

Gurke fein hobeln. Zwiebel, Kräuter, Knoblauch, Rapsöl und die Gurke unter den Quark mischen. Mit Zitronensaft, Salz und Pfeffer abschmecken. Abdecken und durchziehen lassen.

Die Putenfilets waschen, trocknen und in ca. 3 cm große Würfel schneiden. In einer Schüssel mit den mediterranen Kräutern, Paprikapulver, Salz und Pfeffer würzen.

Schalotten abziehen und in Scheiben schneiden. Paprikaschoten waschen, Stielansatz und Kerngehäuse entfernen und in ca. 3 cm große Würfel schneiden.

In einer Pfanne das Olivenöl erhitzen. Schalotten, Putenwürfel und Paprikastücke scharf anbraten. Hitze etwas reduzieren und 10 Minuten weiter garen. Dabei öfter umrühren.

Wenn die Pute gar ist, mit dem Quark und den Paprikastücken servieren. Dazu schmeckt ein warmes Fladenbrot oder Baguette.

Zubereitungszeit: 40 Minuten.

PORTOBELLO-SCHNITZEL AUF KOPFSALAT MIT ZITRONEN-JOGHURT

Für 2 Personen

2 Portobellopilze (braune Riesenchampions)
1 Ei
1 EL Mich
2 Tassen Semmelbrösel
120 ml Rapsöl
1 kleiner Kopfsalat oder Römersalat
½ Bund Dill
1 Becher Joghurt natur
1 unbehandelte Zitrone
1 EL Natives Olivenöl
Salz, Zucker, Pfeffer aus der Mühle, Muskatnuss

¼ TL Chiliflocken

Vom Kopfsalat den Strunk abtrennen und 8 große Blätter abtrennen. Waschen und trockenschütteln. Zitrone waschen, trocknen und die Schale abreiben. Dill waschen und fein hacken. Einige Dillspitzen für die Deko beiseitelegen.

Joghurt mit dem Zitronenabrieb, Dill, Olivenöl, Salz, Prise Zucker, Pfeffer und dem Chili würzen und gut vermischen. Kaltstellen.

Portobellopilze mit einem feuchten Tuch reinigen. Stiele und Lamellen rausschneiden. Die Unterseite mit Salz und Pfeffer würzen.

Das Ei mit der Milch in einem tiefen Teller verquirlen. Salzen, Pfeffern und mit Muskat würzen.

Wenn die Pilze sehr groß sind, können sie auch halbiert werden.

Eine Schüssel mit Semmelbrösel füllen. Pilze einzeln mit einer Gabel durch das Ei ziehen. Einzeln in die Schüssel legen und schwungvoll das Paniermehl verteilen. Pilz umdrehen und das Paniermehl vorsichtig andrücken.

Je weniger die Pilze angefasst werden, desto besser hält die Panade.

Wenn noch Eimasse übrig ist, Vorgang wiederholen.

In einer tiefen, schweren Pfanne so viel Rapsöl erhitzen, dass die Pilze schwimmen können. Wenn Sie ein Holzstäbchen ins Öl halten, und es bilden sich Bläschen, ist die Temperatur perfekt.

Pilze ins heiße Öl geben und von jeder Seite 3 Minuten fritieren, bis sie goldbraun sind. Auf ein Küchenpapier setzen und abtropfen lassen.

Salatblätter auf Teller verteilen. Pilzschnitzel dazu legen, Zitronen-Joghurt auf den Salat geben und mit Dillspitzen garnieren.

Zubereitungszeit: 45 Minuten.

AROMEN UND GESCHMACK IN DER NASE UND AM GAUMEN

Die Aromenfülle eines Weines nimmt man zunächst durch den Duft wahr. Die Nase ist damit das wichtigste Organ bei den Verkostern.

Weil sich die Düfte nicht vermischen, können sensible Experten Hunderte flüchtiger olfaktorischer Noten erschnuppern. Zwar gelingt es uns, mit unserem Riechorgan einen Wein geradezu »abzutasten«, doch für diese Fähigkeit braucht es nicht nur jede Menge Übung. Letztlich verarbeitet das Gehirn die Eindrücke.

Es filtert, vergleicht, erkennt, beurteilt und ordnet die Düfte. Voraussetzung dafür ist damit auch Erfahrung, Grundwissen über die Zusammensetzung der Weine und ein gut funktionierender Geruchssinn.

Hinzu kommt ein dickes Brett: das Beschreiben des Trinkerlebnisses. Weil das ein eigenes Feld der menschlichen Kommunikation ist, wurde dafür die »Weinsprache« erfunden, die zuweilen seltsame Blüten treibt. Ein paar davon habe sicher auch ich abgeliefert ... wenn ich da an den Kuss der Meerjungfrau denke ... oje!

Aber Aromenerlebnisse zu beschreiben ist nun mal kompliziert, und nur, wer den Geruch einer Papaya kennt, kann diesen Duft auch mit einem Wein in Verbindung bringen. Doch wie nehmen wir das eigentlich auf?

Das Riechzentrum liegt an der Oberseite der dritten Nasenmuschel. Auf etwa fünf Quadratzentimetern versammeln sich zehn Millionen Nervenzellen, die jeweils 10 bis 20 Fühler besitzen.

Dort docken die Duftmoleküle an, die wir beim Einatmen, aber auch beim Ausatmen (über die Rachenhöhle) aufnehmen. Bereits ein Zehnmillionstel Gramm reizt diese Sensoren. Vorausgesetzt, es erreicht uns über einen langsamen, tiefen Atemzug.

Wer also die Nase tief ins Weinglas taucht, ist nicht unbedingt auf Show aus. Stattdessen gilt es, konzentriert den Duft durch die Nase zu ziehen, damit man nichts verpasst.

Wer zudem seinen Wein im Glas schwenkt,

bevor er es zur Nase hebt, löst die Duftstoffe aus der Flüssigkeit. Keine Sorge, wenn Ihre Duft-Ausbeute zunächst etwas gering ausfällt. Die Nervenzellen mit ihren Duftfühlern und unsere verarbeitenden Hirnzellen lernen schnell dazu.

Einfach dranbleiben und munter weiterschnuppern. Sehr schnell entdeckt man ganz neue Aromanoten und steht gedanklich schon mal neben einer Vanilleschote, in einem Bananenhain oder unter einem Kirschbaum.

Achten Sie vielleicht zunächst auf alles, was mit Früchten zusammenhängt, dann nehmen Sie bewusst Blüten, Blätter und Gräser wahr. Vielleicht tasten Sie den Wein mithilfe Ihrer Nase auch mal nach Waldaromen wie Pilze, Moose, Unterholz und auf die meist sehr nahe am Stammhirn gespeicherten Kindheitseindrücke von frischem Brot, Jahrmarkts-Leckereien oder geklauten Äpfeln (die sind bekanntlich besonders aromatisch) ab.

Übrigens: Viele Menschen beschweren sich, weil Weihnachten nicht mehr so rieche wie in ihrer Kindheit. Bilden wir uns das ein? Keinesfalls, denn dafür gibt es einen einfachen Grund. Vor Jahrzehnten kamen besonders duftintensive Rotfichten als Weihnachtsbäume ins Wohnzimmer. Heute sind es die weniger schnell nadelnden, dafür aber nur blass duftenden Nordmann-Tannen.

Da unsere Riechzellen auch auf Druck reagieren, führt dies kurioserweise dazu, dass Menschen, die in Flugzeugen sitzen, plötzlich große Lust auf Tomatensaft verspüren. Das erklärt den überdurchschnittlichen Konsum dieses Getränks in luftigen Höhen. Über den Wolken ... Das haben übrigens Wissenschaftler festgestellt, und die haben bekanntlich immer recht.

Zum Weingenuss gehört immer auch der Gaumen mit all seinen Geschmacksknospen. Auch wenn man mit der Zunge nur wenige Grundgeschmacksrichtungen schmeckt (süß, sauer, bitter, salzig und umami/entspricht dem kräftigen Geschmack eiweißreicher Nahrung), so nimmt man unterschiedliche Nuancen auch mit den Rachensensoren als Aromen wahr.

Zudem können wir mit Zunge und Gaumen Texturen wie Dick- oder Dünnflüssigkeit, Trockenheit oder die cremige Struktur herausfühlen.

Die Verkostungen der Feinheiten aber nehmen nur wahr, wenn wir die Duftmoleküle aus der Flüssigkeit lösen und im Rachenraum »riechen«. Kein Wunder also, dass bei Weinverkostungen und Probeschlückchen ordentlich geschmatzt und geschlürft wird.

Bei Rotweinen spielen die Tannine, also die Gerbstoffe eine entscheidende Rolle. Sie stammen aus den Stielen, Kernen und der Haut der Beeren. Sie lassen sich nur auf der Zunge wahrnehmen.

Reife Tannine werden als feinkörnig, nicht aufdringlich und sogar als leichte Süße empfunden. Süßes, Saures und auch Bitternoten sollten möglichst ausgeglichen sein.

Was noch fehlt, ist der sogenannte Abgang. Ist der Wein üppig, hinterlässt er im Mund auch nach dem Herunterschlucken eine lang anhaltende Aromenpracht. Ist der Genuss nur von kurzer Dauer, reden die Experten von »kurzem« Wein. Die ganze Pracht von Brombeeren, Pflaumen, Cassis, Nelken, Pfeffer, Chili über holzartige Düfte bis hin zu Tabak und Räuchernoten sollten also möglichst lange im Mundraum spürbar bleiben. Nun aber Schluss mit der Schluckphilosophie: Probieren geht über Studieren!

CÔTE DU RHÔNE

Rund um den alten Papstsitz Avignon erstreckt sich die Weinbauregion Côte du Rhône. Die Weine gelten als relativ preiswert, doch keine Sorge: Mit diesem Tropfen erhält man durchaus einen ordentlichen Trinkgenuss mit besonderen Aromanoten. Und man hat die Chance, einen Lieblingswein für wenig Geld zu entdecken, der sich auch als Alltagsbegleiter nach Kräften anstrengt, einem das Leben zu verschönern.

Aus diesem größten Anbaugebiet Frankreichs tun sich immer auch großartige Abfüllungen hervor, die es zu finden gilt. Und klar, die Suche nach dem richtigen Tropfen bringt gerade beim Wein großen Spaß.

Apropos Suche: Lassen Sie sich nicht beeindrucken von vermeintlichen Weinpäpsten, Moden, und Experten: Trainieren Sie Ihre Nase, indem Sie trinken, was ihnen schmeckt. Sich Schluck für Schluck heranzutasten und auszuprobieren ist der viel spannendere und genussvollere Weg.

Und seien Sie nicht überrascht, wenn Ihnen ein Wein für 3,99 Euro besser schmeckt als der 30-Euro-Tropfen eines Bekannten. Geschmäcker sind verschieden ... und beim Wein werden sie alle bedient.

Ehrlich, frisch, fruchtig und wärmend kommen die Côtes du Rhône daher. Die Rebsorten haben oft noch nicht das für höhere Qualitäten vorgeschriebene Mindestalter, überzeugen aber dennoch mit ihrem Potenzial, es einmal ganz nach oben zu schaffen. Also auf zur Trüffelsuche.

Bei niedrigem Tanningehalt und wenig Säure kommen beachtlich Qualitäten des Rhone-Tals in die Gläser. Weil das Anbaugebiet sich über 160 Kilometer erstreckt und die Böden wechselnde Beschaffenheiten aufweisen, fallen die Weine aus dieser Region sehr unterschiedlich aus.

Großen Einfluss auf den Charakter haben hier die warmen Sommer und die feuchtmilden Winter, mediterrane Klimabedingungen also, die für einen nicht zu üppigen und leicht trinkbaren Wein sorgen. Der Duft nach Himbeeren und schwarzen Johannisbeeren steigt aus dem Glas in die Nase, dazu Kräuternoten und ein leichtluftiges Lebensgefühl. Vor allem Grenache-Trauben kommen in den Wein, dazu Syrah und Mourvèdre. Sie verleihen dem Wein Charakter und Vitalität. Auch hier sollten Sie einfach mal ausprobieren und den Lieblingswein erstöbern.

Den Côte du Rhône kann man als Trinkwein mit Käse, Oliven und anderen Snacks kombinieren. Dazu passen aber auch ganz hervorragend gegrilltes Fleisch, gefüllt Paprikaschoten und Auberginen, ebenso wie gut gewürzte Schmorgerichte. Und auch ganz ohne begleitende Speisen wartet ein leckerer Genuss.

DORADE MIT KRÄUTERN UND BUNTEM SALAT

Für 2 Personen

2 küchenfertige Doraden á ca. 400 g
2 Stängel Rosmarin
2 Stängel Zitronen-Thymian
2 unbehandelte Zitronen
2 frische Knoblauchzehen
3 EL Natives Olivenöl
Meersalz, Pfeffer aus der Mühle
1 Bund Radieschen
1 gelbe Paprika
1 Eichblattsalat
½ Bund glatte Petersilie
1 rote Zwiebel
1 El Apfelessig
2 EL kalt gepresstes Rapsöl
1 EL Natives Olivenöl
1 TL Senf
1 TL Honig

Backofen auf 160 Grad Ober-/Unterhitze vorheizen.

Salat waschen und klein zupfen. Zwiebel schälen und in feine Ringe schneiden. Petersilie waschen, trockenschleudern und klein hacken. Paprika waschen, Kerngehäuse entfernen und in Streifen schneiden. Radieschen waschen und in Scheiben schneiden. Das Grün der Radieschen, sollte es frisch sein und eine schöne grüne Farbe haben, ebenfalls waschen und fein hacken. 1 Zitrone abspülen und vierteln. Die andere in Scheiben schneiden. Knoblauch abziehen und in dicke Scheiben schneiden. Rosmarinstängel einmal durchschneiden.

Aus Senf, Meersalz, Pfeffer, Honig und Essig eine Marinade rühren und die Öle darunter schlagen. Petersilie und Radieschengrün dazugeben. Nochmals abschmecken.

In einer schweren Pfanne 3 EL Olivenöl erwärmen und Knoblauchscheiben und die Hälfte der Kräuter darin aromatisieren lassen. Der Knoblauch sollte nicht verbrennen.

Doraden waschen, gründlich trocknen und mit einem scharfen Messer beidseitig zwei schräge Schnitte einritzen. Innen und außen mit Salz und Pfeffer und dem Saft aus 2 Zitronenschnitzen würzen. Die restlichen Rosmarin- und Thymianstängel mit je 2 Zitronenscheiben im Bauchraum verteilen.

Kräuter und Knoblauch aus der Pfanne nehmen, Öl heiß werden lassen und die Doraden von jeder Seite 3 Minuten goldbraun anbraten.

Anschließend auf ein mit Backpapier ausgelegtes Backblech legen und im mittleren Bereich des Ofens für 15 Minuten in Ober- und Unterhitze garen. 5 Minuten vor Ende der Garzeit Kräuter und Knoblauch hinzufügen.

Salat in die Marinade geben und durchmischen. Dorade auf Teller anrichten, Kräuter und Knoblauch darauf verteilen. Restliche Zitrone dazulegen und mit dem Salat servieren. Dazu schmeckt ein knuspriges Baguette.

Zubereitungszeit: 1 Stunde

Da alles vorbereitet ist, die Marinade fertig, der Salat gewaschen, der Fisch im Ofen, haben Sie Zeit und Muße, den Wein zu öffnen und ein Schlückchen zu probieren!

HÄHNCHENBRUST MIT APFEL-SELLERIE-SAUCE UND WILDREIS

Für 2 Personen

2 Hähnchenbrustfilets á ca. 180 g
120 g Wildreis-Mischung
2 Äpfel, z.B. Elstar oder Santana
3 Schalotten
¼ Sellerieknolle
4 Salbeiblätter
150 ml Weißwein
1 Becher Schmand
Meersalz, Pfeffer aus der Mühle, Paprika rosenscharf
3 EL Natives Olivenöl
1 Prise Zucker

Äpfel schälen, Kerngehäuse entfernen und in ca. 1 cm dicke Scheiben schneiden. Schalotten abziehen und in Scheiben schneiden. Sellerie schälen und ebenso in ca. 1 cm dicke Stücke zerkleinern.

Selleriescheiben in kochendem Salzwasser 3 – 5 Minuten kochen und abgießen. Sie sollten bissfest sein.

Hähnchenbrust waschen und trockentupfen. Mit Salz und Pfeffer würzen.

Reis nach Packungsangabe zubereiten.

Olivenöl in einer Pfanne erhitzen und die Hähnchenbrustfilets von jeder Seite ca. 4 Minuten braten. Anschließend herausnehmen und in Alufolie einwickeln.

Apfelscheiben, Sellerie und Schalotten im Bratfett ca. 2 Minuten anbraten und mit Weißwein ablöschen. Aufkochen und die Sauce zur Hälfte einköcheln lassen. Schmand unterrühren. Salbeiblätter hineingeben und mit Paprika, Zucker, Salz und Pfeffer abschmecken. Hähnchenbrust samt ausgetretenem Bratensaft in die Sauce geben und weitere 3 Minuten bei kleiner Hitze schmoren lassen.

Eine Tasse mit Wasser ausspülen, Reis einfüllen, andrücken und jeweils auf einen Teller stürzen.

Reis mit Hähnchenbrust und Sauce servieren.
Zubereitungszeit: 50 Minuten.

TORTELLINI-SALAT MIT BASILIKUM

Für 2 Personen

1 Paket Tortellini mit Spinat/Ricotta-Füllung aus dem Kühlregal
1 Bund Basilikum
10 Cocktailtomaten
1 Schalotte
1 unbehandelte Zitrone
Meersalz, Pfeffer aus der Mühle
2 EL kalt gepresstes Rapsöl
1 TL Natives Olivenöl
1 Becher Schmand
2 EL saure Sahne
1 frische Knoblauchzehe

Tortellini nach Packungsanleitung bissfest garen, abgießen und auskühlen lassen. Basilikum waschen, trockenschleudern und fein schneiden. Tomaten waschen und halbieren. Schalotten abziehen und fein würfeln. Zitrone

waschen und die Schale abreiben, Saft auspressen. Knoblauch abziehen und fein hacken.
Aus Schmand, Saure Sahne und Ölen eine cremige Masse rühren. Salz, Pfeffer, Knoblauch, 1 TL Abrieb und 1 EL Zitronensaft unterrühren.
In einer Schüssel Tortellini, Cocktailtomaten, Basilikum und Sauce gut vermischen und nochmals abschmecken.
Zubereitungszeit: 30 Minuten

Der Salat schmeckt am besten, wenn er Zeit hatte, gut durchzuziehen. Lässt sich auch am Vortag prima vorbereiten. Eignet sich sehr gut als Party-Salat. Für die „Nicht vegetarische Variante" kann man 1 dicke Scheibe Kochschinken würfeln und untermischen.

MALBEC – SAMT UND SEIDE

Dunkelrot und samtig ist die Atmosphäre in den Tango-Bars Argentiniens. Die Luft vibriert, und Blumendüfte verschiedener Parfums kämpfen sich durch die Reihen der Tänzerinnen und Tänzer. Liebeswerben füllt den Raum und überall lodert die Sehnsucht auf nach sich verschmelzender Innigkeit – zumindest beim Tango. Ein sich drehendes und wiegendes Versprechen, das so lange hält, bis die Musik verklungen ist.

Mit genau diesem Flirtangebot kommt auch der Malbec daher, der heute hauptsächlich und in nie da gewesener Fülle in dem südamerikanischen Land produziert wird.

Zurück geht das auf einen gewissen Herrn Malbec. Der zog nordöstlich von Bordeaux zahlreiche Weinstöcke dieser Sorte und gab dem eigenwilligen Tropfen seinen Namen. Doch da die Traube in früheren Jahren in Frankreich sehr verbreitet war, gibt es 400 (!) verschiedene Synonyme für diesen Spezialisten.

Ursprünglich allerdings stammt sie aus dem südwestfranzösischem Anbaugebiet Cahors. Wegen seiner Farbe wird der Malbec auch als schwarzer Wein bezeichnet. Zuweilen kommt der Tropfen etwas ungehobelt rau daher. Jung war er nicht gerade der Star im Glas, doch der Malbec hat die Eigenschaft, durch die Lagerung ganz besondere Aromen hervorzubringen. Zugelassen ist er auch als Verschnittpartner für den Bordeaux.

Soweit ist alles Geschichte, doch dann brach das Jahr 1956 mit einem äußerst strengen Winter an. Ein großer Teil der Reben erfror und die Weinbauern ersetzten sie mit dem robusteren Merlot. Der Malbec wanderte aus nach Argentinien, wo das Klima trockener und sonniger ist. Ideale Bedingungen für den schwarzen Magier. Kein Wunder, dass er dort zu ungeahnter Form auflief.

Würzige Früchte beherrschen das Aroma, gemischt mit Blaubeeren, Lorbeer, Wacholder, Kirschen und Bitterschokolade. Zuweilen erinnern die südamerikanischen Weine an edle Tropfen aus Bordeaux. Besonders, wenn das Alterungspotenzial von zehn Jahren voll ausgeschöpft wird.

Eine große Heausforderung für die argentinischen Winzer ist der genaue Erntezeitpunkt. Hier sprechen die Spezialisten und Praktiker von einem Lesefenster von nur fünf Tagen.

Wer einen schwarzen Magier mit besonderen Aromen entdecken möchte, liegt beim Malbec genau richtig.

Er ist ein optimaler Begleiter von kräftigen Gerichten. Es passen dazu Gänse- und Entengerichte, Rindergulasch, Rinderbraten und auch Lamm.

PROVENÇALISCHES HÄHNCHEN MIT ROSMARINKARTOFFELN UND ROTWEINSCHALOTTEN

Für 2 Personen

- 4 Hähnchenschenkel
- 4 Bio-Kartoffeln, festkochend
- 2 große Möhren
- 4 Schalotten
- 2 frische Knoblauchzehen
- 2 Stängel Rosmarin
- 1 TL getrockneter Oregano
- Salz, Pfeffer aus der Mühle, Paprika edelsüß

2 Tassen Rotwein
1 EL Natives Olivenöl

Backofen auf 180 Grad Ober-/Unterhitze vorheizen.

Hähnchen waschen und trockentupfen. Mit Salz, Pfeffer, Paprika und Oregano würzen.

Kartoffeln waschen und vierteln. Möhren schälen, halbieren und in längliche Stücke zerteilen. Schalotten und Knoblauch abziehen und vierteln.

Rosmarinnadeln abziehen und klein schneiden.

Auf ein tiefes Backblech Hähnchenteile, Kartoffeln, Möhren, Schalotten und Knoblauch verteilen. Mit dem Rotwein angießen. Kartoffeln und Möhren mit Salz und Pfeffer würzen. Öl über die Kartoffeln und Möhren träufeln. Mit den Rosmarinnadeln bestreuen.

Im Backofen auf der mittleren Schiene ca. 1 Stunde garen.

Hähnchenteile mit Kartoffeln und Gemüse auf Teller verteilen und mit dem Sud übergießen. Zum Tunken der aromatischen Sauce passt Baguette oder Ciabatta.

Zubereitungszeit: 20 Minuten + 1 Stunde Garzeit.

GRATINIERTE AUBERGINEN DI BUFALA MIT RINDERHACK

Für 2 Personen

> 2 Auberginen
> 250 g Rinderhack
> 2 Schalotten
> 2 EL Natives Olivenöl
> 1 EL Kräuter der Provence
> 1 kleine Dose gehackte Tomaten
> 2 frische Knoblauchzehen
> 2 Zweige Zitronen-Thymian
> 2 Kugeln Büffel-Mozzarella
> Meersalz, Pfeffer aus der Mühle, Paprika edel-
süß
> Prise Chili
> Prise Zucker

Backofen auf 220 Grad Ober/Unterhitze vorheizen.

Auberginen waschen, putzen und in Würfel schneiden. Schalotten und Knoblauch abziehen und würfeln.

In einer tiefen Pfanne das Olivenöl erhitzen. Schalotten und Knoblauch kurz andünsten. Rinderhack hineingeben und krümelig braten, mit Salz, Pfeffer und Paprika würzen. Auberginen zugeben und weitere 5 Minuten unter Wenden braten. Gehackte Tomaten und ½ Tasse Wasser in die Pfanne geben. Mit den Kräutern der Provence, Salz, Pfeffer, Chili und einer Prise Zucker würzen. Kurz aufkochen lassen und anschließend in eine Gratinform (Auflaufform) geben.

Den abgetropften Büffel-Mozzarella in Scheiben schneiden und auf dem Gratin verteilen. Den Zitronen-Thymian vom Stängel ziehen und auf dem Mozzarella verteilen. Im heißen Backofen auf mittlerer Schiene ca. 12 – 15 Minuten überbacken.

Das Gratin auf Tellern verteilen und servieren.

Zubereitungszeit: 45 Minuten.

KÜRBIS-PÜREE MIT KARAMELLISIERTEN ZWIEBELN UND GERÖSTETEM PUMPERNICKEL

Für 2 Personen

½ Kürbis (z.B. Butternut, Muskat- oder Hokkaido)
1 rote Zwiebel
4 EL Natives Olivenöl
1 TL Puderzucker
Meersalz, Pfeffer aus der Mühle, Muskat, Chili
2 Scheiben Pumpernickel

Kürbis schälen, die Kerne entfernen und in Würfel schneiden (Hokkaido-Kürbis muss nicht geschält, sondern nur vor dem Zerteilen gewaschen werden). Kürbiswürfel in wenig Salzwasser ca. 25 Minuten weich garen.

Inzwischen die Zwiebel schälen und in Spalten schneiden. 2 EL Olivenöl in einer Pfanne erhitzen und die Zwiebeln unter Rühren goldgelb dünsten. Puderzucker in ein kleines Sieb geben und die Zwiebeln bestäuben. Unter Rühren 5 Minuten karamellisieren lassen.

Kürbis abgießen, dabei das Wasser auffangen. Mit 2 EL Olivenöl im Topf pürieren. Wenn der Kürbis-Stampf zu fest ist, mit 1 EL Kürbiswasser verlängern.

Mit Salz, Pfeffer, Prise Chili und Muskat abschmecken.

Die Zwiebeln mit einem Pfannenwender aus der Pfanne schaben und unter das Püree mischen.

Pumpernickel in einer Pfanne oder im Toaster rösten. In Stücke brechen und mit dem Kürbis-Zwiebel-Püree servieren.

Zubereitungszeit: 40 Minuten.

LAGREIN – TIROLER BOTSCHAFTER

Er ist der vornehmste Vertreter und Botschafter Südtirols. Über Jahrzehnte wenig beachtet, erobert der Wein sich immer neue Liebhaber. Auch wenn er inzwischen sowohl in Australien als auch den Vereinigten Staaten produziert wird, befindet sich das eher übersichtliche Hauptanbaugebiet rund um das italienische Bozen. Ursprünglich wurde er mit einer weißen Rebsorte in Verbindung gebracht, doch der Siegeszug der letzten Jahre begann mit dem roten Lagrein.

Neben dem ebenfalls aus Südtirol stammenden Vernatsch ist er der stärkste »Lokal-Matator«.

Der Wein profitiert von der geringeren Höhe

der Berge und dem dadurch starken Einfluss des mediterranen Klimas. Auffällig ist die Anbaumethode, die seit über 600 Jahren praktiziert wird. Bei der sogenannten Pergelerziehung werden senkrecht im Boden eingelassene Pfähle mit waagerechten Stangen oder Drähten verbunden. Die Konstruktion wird auf die Sonneneinstrahlung ausgerichtet, um so den Trauben die optimale Wärmeausbeute zu ermöglichen.

Wegen der vielen Handarbeit ist dieses Verfahren sehr zeitintensiv, was den Wein letztlich verteuert.

Und was kommt dabei heraus? Ein ausgeprägter Aromen- und Geschmackskick. Der Lagrein verströmt Düfte von schwarzer Schokolade, von Backobst und Waldfrüchten, –und dass bei oft üppigem Alkoholgehalt.

Die Winzer schätzen an der Traube besonders deren Fähigkeit, große Farbdichte mit Komplexität und kargem Tanningehalt zu verbinden. Moderne Vinifizierungsmethoden im Weinkeller haben den Wein in den letzten Jahren gefälliger gemacht. Auch die Lagerung in getoasteten, also ausgebrannten Eichenfässern hat dafür gesorgt, dass der Lagrein immer mehr Fans findet.

Als Begleiter ist der Lagrein gern gesehen zu Antipasti, Wurst- und Schinkenplatten, zu Lamm- und Pilzgerichten.

GEFÜLLTE MUSCHELNUDELN MIT LACHS UND FENCHEL

Für 2 Personen

12 große Muschelnudeln (Conchiglioni)
1 kleiner Fenchel
120 g Lachsfilet ohne Haut
120 g Blattspinat (frisch oder TK)
150 ml Gemüsebrühe
1 Becher Schmand
½ TL Zucker
1 unbehandelte Zitrone
2 Schalotten
1 frische Knoblauchzehe
Meersalz, Pfeffer aus der Mühle, Muskat
1½ EL Paprikamark
2 EL geriebener Hartkäse (z.B. Parmesan, Pecorino)
2 EL Natives Olivenöl

1 EL frischer Kerbel

Fenchel putzen und in Streifen schneiden, Fenchelgrün zum Garnieren beiseitelegen. Schalotten und Knoblauch abziehen und fein würfeln. Zitrone waschen, trocknen und die Schale abreiben, den Saft auspressen. Kerbelblätter klein schneiden. Frischen Spinat waschen und die groben Stiele entfernen.

Das Lachsfilet waschen, trocknen und in ca. 2 cm große Würfel schneiden. Mit Salz, Pfeffer und 1 EL Zitronensaft und etwas Abrieb mischen.

Die Muschelnudeln in reichlich Salzwasser bissfest garen. Abgießen und etwas Nudelwasser in einer Tasse auffangen.

Die Fenchelstreifen in wenig kochendem Salzwasser ca. 3 Minuten blanchieren. Mit einer Schaumkelle aus dem Wasser heben und abtropfen lassen. Wasser wieder aufkochen lassen und den Spinat kurz blanchieren. Mit der Schaumkelle herausheben, mit kaltem Wasser abschrecken und gut ausdrücken. Spinat mit einem Hauch Muskat und Salz würzen.

Olivenöl in einer Pfanne erhitzen und Knoblauch und Schalotten kurz andünsten. Tomatenmark hineingeben und ebenfalls kurz anrösten.

Tomatenmark immer nur kurz, also ca. 10 Sekunden, anrösten. Überschreitet man diese Zeit, wird es bitter.

Gemüsebrühe angießen und den Schmand untermischen. Mit Pfeffer, Salz, Zucker, Kerbel, restlichem Zitronenabrieb und -saft würzen. Sauce ca. 7 Minuten einkochen lassen. Wenn zu viel Flüssigkeit verdampft ist, etwas Nudelwasser zufügen. Nochmals abschmecken.

Backofen auf 200 Grad Ober-/Unterhitze vorheizen.

Auflaufform mit der Hälfte der Sauce füllen und die Fenchelstreifen unterheben. Muscheln auf die Sauce setzen und mit Lachswürfeln, Spinat und der restlichen Sauce füllen. Den geriebenen Käse auf den Muscheln verteilen.

Im heißen Backofen auf der zweiten Schiene von oben ca. 7–8 Minuten überbacken.

Das Fenchelgrün hacken, die Muscheln damit bestreuen und servieren.

Zubereitungszeit: 50 Minuten.

KNUSPRIGE ENTENBRUST MIT SCHARFEN PFIRSICHEN AUF KOKOS-SAUCE MIT FELDSALAT

Für 2 Personen

1 Entenbrust (ca. 300 g)
2 Pfirsiche
200 g Feldsalat
1 kleine, rote, scharfe Chilischote
2 TL dunkler Honig
1 EL Zucker
2 unbehandelte Orangen
2 Stängel Zitronen-Thymian
2 EL cremige Kokosmilch
150 ml trockener Sekt oder Prosecco

Meersalz, Pfeffer aus der Mühle
1 EL Natives Olivenöl
1 EL kalt gepresstes Rapsöl

Die Entenbrustfilets 1 Stunde vor der Zubereitung aus der Kühlung nehmen. Waschen, trocknen und die Hautseite mit einem scharfen Messer rautenförmig einschneiden. Salzen und pfeffern.

Feldsalat putzen, gründlich waschen und trockenschleudern. *Wenn Sie den Feldsalat 1 Stunde vorher waschen, kann er in Ruhe in einem Sieb abtropfen und die empfindlichen Blätter werden nicht beschädigt.*

Pfirsiche waschen, schälen und halbieren. Den Kern herausnehmen.

Chilischote waschen, entkernen und in feine Ringe schneiden. *Hierbei besser Handschuhe tragen. Könnte sonst schmerzhaft brennen.*

Orangen waschen, halbieren und von 1 Orange den Saft auspressen. Aus der zweiten Orange mit einem spitzen Messer Filets herauslösen. Mit der Hand den restlichen Saft der ausgelösten Orange in eine Schüssel pressen.

1 TL Honig, Salz, Pfeffer und die Öle dazugeben und alles zu einer Marinade vermischen.

Backofen auf 180 Grad Ober-/Unterhitze vorheizen.

Die Entenbrust mit der Hautseite nach unten in eine kalte Pfanne legen und stark erhitzen. Ca. 5 Minuten kräftig anbraten, bis sie goldbraun ist.

Vorsichtig wenden und auf der Fleischseite weitere 2 – 3 Minuten braten. Entenbrust aus der Pfanne nehmen.

Die Pfanne nicht säubern!

Entenbrust in Alufolie wickeln und im vorgeheizten Backofen auf mittlerer Schiene 12 –15 Minuten garen. Die Kerntemperatur sollte bei 65 Grad liegen. Wer eine Grillstufe im Backofen hat, kann die letzten 3 Minuten die Alufolie oben öffnen und die Hautseite grillen. Aus dem Backofen nehmen und weitere 5 Minuten ruhen lassen.

Während die Entenbrust im Ofen ist, kann die Kokos-Sauce mit Pfirsichen zubereitet werden.

1 El Zucker in der Pfanne mit Entenfett erwärmen. Die Pfirsiche mit der glatten Seite hineinsetzen, die Hitze erhöhen und für ca. 4 Minuten anbraten. Mit Orangensaft und Sekt ablöschen. Honig und Chilis hineingeben und die Sauce zur Hälfte einköcheln lassen. Cremige Kokosmilch dazugeben und vorsichtig unterrühren.

Entenbrust aus der Folie nehmen und in schräge Scheiben schneiden. Den Bratensaft in die Sauce geben und nochmals abschmecken.

Feldsalat mit der Marinade vermischen und auf Teller setzen. Die Orangenfilets darauf verteilen.

Sauce auf den Tellern verteilen, die Pfirsichhälften hineinsetzen und die Scheiben der Entenbrust dazu legen, mit abgezupftem Zitronen-Thymian bestreuen und servieren. Dazu schmeckt Duft- oder Jasminreis.

Zubereitungszeit: 50 Minuten.

RUCOLA-PILZ-OMELETT MIT MEDITERRANEN KRÄUTERN AUF BAUERNBROT

Für 2 Personen

250 g gemischte Pilze (z.B. braune Champignons, Kräuterseitlinge, Shiitake, Austernpilze)
2 Schalotten
1 frische Knoblauchzehe
1 Stängel Thymian
1 Stängel Oregano
½ Bund Rucola
4 Eier, Größe M – L
3 EL Natives Olivenöl
1 EL Butter
Meersalz, Pfeffer aus der Mühle, Muskat, Paprika edelsüß

1 EL Milch
2 Scheiben kräftiges Bauernbrot
2 EL geriebener Bergkäse

Pilze putzen, Stielansatz entfernen und in gleich große Stücke zerteilen. Kräuter waschen, trocknen und die Blätter vom Stängel ziehen. Schalotten und Knoblauch abziehen und fein würfeln. Rucola waschen, trocknen, den unteren Stiel großzügig entfernen und grob hacken. Etwas Rucola beiseitelegen für die Garnitur. Olivenöl in einer Pfanne erhitzen und Schalotten und Knoblauch kurz andünsten. Pilze dazugeben und garen, bis die Flüssigkeit verdampft ist. Mit Salz, Pfeffer und den Kräutern würzen und weiter braten, bis sie anfangen zu duften und zu bräunen. Dabei öfter mit dem Pfannenwender bewegen.

Eier mit Milch, gehacktem Rucola und dem Käse verrühren und mit Salz, Pfeffer, Muskat und Paprika würzen.

Die Eimasse in die Pilz-Pfanne geben und zugedeckt bei geringer Hitze 8 – 10 Minuten stocken lassen. Dabei mehrmals die Pfanne bewegen, damit nichts anbrennt.

Das Bauernbrot in einer Pfanne ohne Fett von beiden Seiten rösten.

Brot auf Tellern anrichten und leicht buttern. Das Omelett aus der Pfanne auf einen ausreichend großen Teller oder Deckel gleiten lassen. Pfanne umgedreht auf den Deckel setzen und stürzen. 1 Minute weiter stocken lassen, mit

einem Holzwender in zwei Stücke teilen und jeweils eine Hälfte auf dem Brot anrichten. Mit
dem restlichen Rucola bestreuen und servieren.
Zubereitungszeit: 30 Minuten.

POMEROL – EIN ROTER EDELSTEIN

Der Weinanbau im Bordelais, 30 Kilometer nordöstlich von Bordeaux, geht auf die Römer zurück. Doch mit dem Wüten des Dreißigjährigen Krieges kam auch hier der Weinanbau zum Erliegen.

Im Namen der Religion hatten die Schlachten, das Plündern und Morden die Landschaften entvölkert und die Menschen zu einem Heer von Heimatlosen gemacht. Ganze Dörfer waren verwaist, und auch in den Städten hausten nur wenige Verlorene, die diesen Wahnsinn überlebt hatten. Landwirtschaft und Handwerk wurden kaum noch gepflegt. Hunger gehörte zum Alltag.

Erst Jahrzehnte später wurde die Weinproduktion zaghaft im Gebiet um Saint-Émilion wieder begonnen.

Doch es dauerte bis zum Beginn des 19. Jahrhunderts, bis der Pomerol erneut in den Mündern der Genießer landete. Die Weine, die hier, nördlich der Dordogne, mit einem großen Anteil der Merlot-Traube erzeugt wurden, durchliefen einen rasanten Aufstieg und zählten schnell zu den besten Weinen weltweit.

Unglaubliche Üppigkeit im Geschmack, dazu wenig Säure und gezähmte Tannine und vor allem die Fülle der Aromen unterstrichen den Anspruch, ein Tropfen allererster Güte zu sein. Aus dem Glas steigen Feigenaromen auf, dazu der Duft nach Früchtekuchen, Zimt, Nüssen, Nelken und auch nach einem Hauch Trüffeln. Selbst Veilchen und Anis kann man erschnuppern sowie Kaffee- und Schokoladenanmutungen.

Entstehen kann ein derartiger Wein nur dank des warmen und regenreichen Klimas in Verbindung mit außerordentlichen Ton-Böden.

Die hellste unter den Pomerol-Sonnen ist der berühmte Petrus, der auf Auktionen je nach Jahrgang unfassbare Summen erzielt. Eine Flasche aus dem Jahr 1982 erzielt schon mal 7.000 Euro, und Raritäten sind für 300.000 Euro (pro Flasche!) über den Tisch der Auktionäre gegangen.

Experten glauben, dass seine herausragende Qualität mit dem eisenhaltigen Sand und Kies, der die Ton-Böden immer wieder durchzieht, zu tun haben muss. Diese Bodenbesonderheit verleiht dem Pomerol auch seine ungewöhnliche

Langlebigkeit.

Der Pomerol besteht meist zu 80 Prozent aus Merlot-Trauben und zu 10 bis 15 Prozent aus Cabernet Franc, dazu kommt dann noch etwas Malbec, der hier in der Region Pressac oder Cot heißt. Auch Cabernet-Sauvignon und Petit Verdot sind als Cuvée-Bestandteile erlaubt.

Der 1945er Jahrgang gilt als Jahrhundertwein und wird schon mal als Anlageobjekt in gut gepanzerte Weinkeller gelegt. Menschen, die davon kosteten, sprechen von einem noch nie erlebten samtigen Gaumengefühl. Natürlich kann sich das kaum jemand leisten, aber vielleicht ergattert man eine günstigere Flasche von einem Nachbar-Château. Auch auf diese Lagen färben die außerordentlichen Geschmackskomponenten ab.

Was isst man dazu? Eigentlich gar nichts, denn der Wein spricht absolut für sich. Doch wer vor einer geöffneten Flasche Pomerol sitzt und Hunger verspürt, liegt mit Ente, Gans, Pute sowie gut gewürzten Schmor- oder Wildgerichten richtig.

KNUSPRIGE PUTENOBERKEULE MIT GLASIERTEM HASELNUSSROSENKOHL

Für 2 Personen

1 Putenoberkeule (ca. 1,3 Kilo)
250 g Rosenkohl
10 Haselnüsse
4 Schalotten
3 EL Natives Olivenöl
2 Scheiben Bacon, Frühstücksspeck
Meersalz, Pfeffer aus der Mühle, Paprika edelsüß
Muskat
1 frische Knoblauchzehe

1 EL Puderzucker
2 EL getrocknete Kräuter der Provence

*In der Putenoberkeule steckt ein großer Knochen.
Den können Sie vom Metzger auslösen lassen. Oder
Sie lassen ihn zunächst drin und lösen das Fleisch,
wenn es fertig ist, in Scheiben ab.*

Backofen auf 180 Grad Ober-/Unterhitze vorheizen.

Knoblauch abziehen und in Scheiben schneiden. Schalotten abziehen.

Putenoberkeule waschen, trocknen und mit einem scharfen Messer die Haut mehrmals einritzen. Mit Salz, Pfeffer, Paprika und Kräutern von allen Seiten kräftig würzen. Knoblauchscheiben in das Fleisch und unter die Haut stecken.

3 EL Olivenöl in einen Bräter oder ein tiefes Backblech geben. Die Putenoberkeule mit 3 halbierten Schalotten auf das Öl legen.

Das Blech in den heißen Backofen auf die mittlere Schiene stellen und für ca. 1½ Stunden garen.

Den Rosenkohl putzen, den Strunk kreuzförmig einschneiden und in kochendem Salzwasser ca. 10 Minuten kochen. Er sollte noch etwas Biss haben.

Abgießen und ausdampfen lassen. Die restliche Schalotte fein würfeln. Die Haselnüsse in eine Gefriertüte packen und mit einem schweren Gegenstand grob zerkleinern. *Ich kaufe sie lie-*

ber im Ganzen, weil sie mehr Geschmack haben als bereits zerkleinerte Nüsse.

Eine Viertelstunde, bevor die Putenoberkeule gar ist, eine Pfanne mit den Speckstreifen auslegen und erhitzen. Den Speck langsam knusprig braten, herausnehmen und auf einem Küchentuch abtropfen lassen. Rosenkohl und Haselnüsse in dieselbe Pfanne geben. 4 – 5 Minuten rösten. Mit Salz, Pfeffer und Muskat würzen. Mit Puderzucker bestäuben und durch ständiges Bewegen glasieren.

Putenoberkeule aus dem Ofen holen, in Scheiben schneiden und mit Rosenkohl und Haselnüssen anrichten. Speckstreifen auf den Rosenkohl legen und servieren.

Zubereitungszeit: 20 Minuten + 1½ Garzeit.

LAMMLACHSE MIT ROSMARIN-BIRNEN-FEIGEN-SAUCE UND PASTINAKEN-PÜREE

Für 2 Personen

- 400 g Lammlachse
- 4 Schalotten
- 4 Feigen
- 1 Birne
- 250 g Pastinaken
- 250 g mehligkochende Kartoffeln
- 2 EL Butter
- Milch
- 2 Rosmarinstängel
- 2 Stängel Thymian

100 ml Rotwein
1 EL Honig
100 ml Gemüsebrühe
2 EL Natives Olivenöl
Meersalz, Pfeffer aus der Mühle, Muskat

Lammlachse rechtzeitig aus der Kühlung nehmen. Waschen, trocknen und mit Salz und Pfeffer würzen.

Pastinaken und Kartoffeln waschen, schälen, und in kleine Würfel schneiden. Schalotten und Knoblauch abziehen. Schalotten fein würfeln. Knoblauch halbieren. Feigen waschen und vierteln. Birne waschen, schälen und vierteln. Das Kerngehäuse entfernen.

Pastinaken und Kartoffelstücke in kochendem Salzwasser in ca. 20 Minuten gar kochen.

In einer Pfanne Olivenöl leicht erhitzen. Thymian und restlichen Rosmarin mit dem Knoblauch und der Hälfte der Schalotten hineingeben und bei niedriger Hitze das Öl aromatisieren lassen. Der Knoblauch soll nicht bräunen.

Rotwein, Brühe, Schalotten und Honig mit den Nadeln von einem Rosmarinstängel in einem Topf aufkochen. Feigen- und Birnenspalten dazugeben und bei schwacher Hitze 15 Minuten einköcheln lassen. Salzen und pfeffern.

Pastinaken und Kartoffeln abgießen, 1 EL Butter und Milch hineingeben. Alles einmal aufkochen lassen. Mit Salz, Pfeffer, Muskat und einer Prise Zucker würzen. Mit dem Stampfer zu einem luftigen Püree verarbeiten. Warmhalten.

Die Kräuterpfanne stark erhitzen, 1 EL Butter dazu geben und die Lammlachse von beiden Seiten 3 Minuten scharf anbraten. Herausnehmen und in Alufolie gewickelt 5 Minuten ruhen lassen.

Birnen und Feigen mit der Sauce auf einem Teller anrichten. Lammlachse schräg in Scheiben schneiden, auf die Sauce setzen und mit Pastinaken-Püree servieren.

Zubereitungszeit: 1¼ Stunde.

GETRÜFFELTER KARTOFFEL-GRATIN

Für 2 Personen

400 g Kartoffeln, vorwiegend festkochend
1 Schalotte
1 frische Knoblauchzehe
10 g schwarzer Trüffel (frisch oder aus dem Glas)
Meersalz, Pfeffer aus der Mühle
1 EL Butter
80 ml Gemüsebrühe
80 ml Sahne
40 ml Madeira (portugiesischer Likörwein, man findet ihn in 40-ml-Fläschen zum Kochen in den Regalreihen, in denen auch Tabasco und Worcester-Sauce stehen.

Backofen auf 180 Grad Ober-/Unterhitze vorheizen.
Schalotte und Knoblauch abziehen und fein

hacken.

Trüffeln fein hobeln oder schneiden.

In einem Topf die Butter erhitzen, Schalotten und Knoblauch darin anbraten und mit dem Madeira ablöschen.

Die Hälfte der Trüffeln in den Topf geben und 1 Minute mitkochen. Sahne und Gemüsebrühe angießen, aufkochen lassen und mit Salz und Pfeffer würzen.

Kartoffeln waschen, schälen und in feine Scheiben hobeln.

2 kleine Gratin-Förmchen oder eine nicht zu große Auflaufform einfetten und die Kartoffelscheiben ziegelartig verteilen. Auf jede Lage etwas Trüffelsauce geben.

Restliche Sauce auf dem Gratin verteilen. Im vorgeheizten Backofen auf mittlerer Schiene ca. 40 Minuten backen. Gratin herausnehmen und übrige Trüffeln darüber verteilen. Heiß servieren. Dazu passt ein Feldsalat.

Zubereitungszeit: 20 Minuten + 40 Minuten Garzeit.

CÔTE-ROTIE – DER EROTISCHE

Direkt hinein in die atemberaubende Landschaft des französischen Zentralmassivs geht es mit dem Côte-Rotie.

Bei den hoch aufragenden Urzeitgiganten hat die Witterung im Laufe von Jahrmillionen zahlreiche Risse und Spalten in den Glimmerschiefer geritzt. Durch sie hindurch schlängeln sich die Wurzeln der Weinreben tief hinab ins Erdreich. Angepflanzt auf Terrassen, können die Reben außergewöhnlich viele Mineralien aufnehmen, was dem Wein seine Geschmacksprägung verleiht. Zudem findet sich im Wein der Einfluss des ruppigen kontinentalen Klimas, das 30 Autominuten südlich von Lyon vorherrscht.

Besonders die Rebsorte Syrah kommt damit allerbestens zurecht. Kalte Winter sowie die häufig aus Richtung Norden wehenden Winde sorgen für die Gesundheit der Rebstöcke und eine geringe Anfälligkeit der Reben gegenüber Pilzerkrankungen. Die sind übrigens das Horror-Szenario der Winzer.

Der Wein mit seinen gaumenschmeichelnden Eigenschaften kommt fast erotisch daher. Erregend und geheimnisvoll sind die Aromen. Sie duften nach Haut während des Sonnenbades, nach Oliven, Geräuchertem aber eben auch nach Wacholderbeeren und Johannisbeergelee.

Verarbeitet werden hauptsächlich die Syrah- und Viognier-Traube. Ein wenig spiegelt sich im Wein auch das Anbaugebiet mit seinen steilen Hängen, den Terrassen und Felssatteln wider. Sie machen die Weinlese nicht gerade zu einem Kinderspiel. Die Trauben selbst »ernten« dafür jede Menge Sonnenlicht, was sich im Namen Côte-Rotie widerspiegelt. Übersetzt bedeutet das so viel wie gerösteter Hang.

Bis zu 65 Prozent Steigung weisen die Anbauflächen aus. Atemberaubend. Und ein göttlicher Anblick obendrein.

Die Weine gewinnen Jahr um Jahr durch Alterung an Geschmack. Abhängig davon, ob die Stiele mitgekeltert oder die Reben entrappt, also abgepflückt wurden, ergeben sich unterschiedliche Geschmacksnuancen.

Meist ist er voller Komplexität und überzeugt durch seinen schwelgerisch-samtigen Charakter – Gaumen-Gold, könnte man sagen.

Besonders, wenn die Viognier-Traube im

Cuvée platziert wurde, ist das Geschmackserlebnis ausgesprochen rund und harmonisch. Kein Weinexperte wird das jemals laut aussprechen, aber mancher dieser Wein duftet auch ein wenig nach Schweiß. Und zwar nach genau dem frisch-verführerischen Schweiß, den wir vielleicht noch in der Nase haben, wenn wir an eine turbulente Nacht und die durchgewühlten Laken am Morgen danach denken.

Schwelgerisch und leidenschaftlich darf auch das dazu passende Essen sein: Provençalische Lammkeule, Wildragout, Rinderfilet Wellington, Leber und Pilzgerichte.

PROVENÇALISCHE LAMMKEULE MIT GRÜNEN BOHNEN UND SELBSTGEMACHTER TOMATENBUTTER

Dieses Gericht ist für 4 Personen berechnet. Vielleicht möchten Sie nette Menschen dazu einladen, oder Sie genießen noch am nächsten Tag diese wärmende, köstliche Mahlzeit.

Hier ist ein Bräter angegeben. Sollten Sie einen

Tontopf besitzen, garen Sie das Gericht darin. Ich bin ein großer Fan des Tontopfes. Er hält Fleisch und Geflügel extrem saftig. Man muss ihn vorher wässern, indem man beide Hälften mit Wasser füllt und 10 Minuten wartet. Dann einfach abgießen.

1 Lammkeule (ca. 1½ - 2 kg)
800 g grüne Bohnen
1 Strang Cocktailtomaten
1 Stängel Bohnenkraut
3 Zweige Thymian
2 Stängel Rosmarin
8 frische Knoblauchzehen
5 Schalotten
¼ L Rotwein
6 EL Natives Olivenöl
8 –10 getrocknete, weiche Softtomaten (aus der Tüte, gibt es im Supermarkt)
125 g weiche Butter
1 Baguette oder Ciabatta (wer mag, mit schwarzen Oliven)
Meersalz, Pfeffer aus der Mühle

Lammkeule rechtzeitig aus der Kühlung nehmen. Waschen und trockentupfen.

Schalotten und 3 Knoblauchzehen abziehen. Von 1 Thymianstängel die Blätter abzupfen.

Softtomaten fein hacken. 1 Knoblauchzehe sehr fein schneiden. Beides mit der weichen Butter und Thymianblättchen vermischen. Mit Salz und Pfeffer abschmecken. Mit Folie abdecken und im Kühlschrank durchziehen lassen.

Backofen auf 200 Grad Ober-/Unterhitze vorheizen.

Rosmarinnadeln von 1 Stängel und Thymianblättchen fein hacken. 2 Knoblauchzehen fein
würfeln und mit der Hälfte des Olivenöls gut
vermischen. Die Lammkeule von allen Seiten
mit der Kräutermarinade einreiben. Mit Salz
und Pfeffer würzen.

Bohnen putzen, waschen und ggf. halbieren.

Restliches Öl in einen Bräter geben und
die Lammkeule hineinlegen. Mit den übrigen
5 Knoblauchzehen und den Schalotten (mit
Schale) um die Keule legen. Restliche Rosmarinstängel dazugeben. Mit Rotwein angießen.

Das Lamm im geschlossenen Bräter für ca.
1½ Stunden auf der mittleren Schiene im Ofen
garen. Danach den gewaschenen Cocktailtoma-
ten-Strang hineingeben und bei geöffnetem Deckel weitere 30 Minuten garen. Hin und wieder
mit der Sauce übergießen.

Die Bohnen mit dem Bohnenkraut in kochendem Salzwasser ca. 20 Minuten garen und abgießen. Den Bohnenkrautstängel entfernen. Mit
Pfeffer und Salz würzen. Warmhalten.

Die fertige Lammkeule in Alufolie wickeln
und 10 Minuten ruhen lassen. Den Knoblauch
aus der Schale drücken und mit der Sauce vermischen. Mit Salz und Pfeffer abschmecken.

Lammkeule auswickeln und den ausgetrete-
nen Bratensaft zurück in die Sauce geben. Die
Keule in Scheiben schneiden und mit der Sauce

und den grünen Bohnen servieren. Baguette und
die Tomatenbutter dazu reichen und genießen.
Zubereitungszeit: 40 Minuten + 2 St. Garzeit

FLAMMKUCHEN MIT AVOCADO UND PFEFFERMA- KRELE

Für 2 Personen

1 Flammkuchenteig aus dem Kühlregal (natürlich können Sie den Teig auch selber machen)
1 Avocado
1 Spritzer Zitrone
10 Cherry-Tomaten
1 gelbe Paprika
1½ Becher Crème fraîche
1 EL grünes Pesto
1 Rote Zwiebel
150 g geräucherte Pfeffermakrele
1 Bund Rucola
Meersalz, Pfeffer aus der Mühle

Backofen auf 225 Grad vorheizen. Das Backblech im Ofen mit heiß werden lassen.

Flammkuchenteig ausrollen und auf Backpapier legen.

Avocado schälen, halbieren, Stein entfernen und die Frucht in feine Spalten schneiden. Sofort mit Zitronensaft beträufeln. Cherrytomaten waschen und halbieren. Paprika waschen, Kerngehäuse entfernen und in feine Streifen scheiden. Zwiebel schälen und mit dem Gemüsehobel in feine Scheiben hobeln. Rucola waschen, trockenschleudern und großzügig den Stiel entfernen. Mittig durchschneiden.

Crème fraîche auf dem Teig verstreichen. Pesto klecksweise verteilen und leicht mit der Crème fraîche verbinden. Avocado, Paprika, Zwiebelscheiben und Tomaten darauf verteilen. Mit Salz und Pfeffer würzen.

Heißes Blech vorsichtig aus dem Ofen holen und den Flammkuchen samt Backpapier auf das Blech setzen. In den heißen Ofen schieben und im mittleren Bereich ca. 10 Minuten kross backen. Herausnehmen und die Pfeffermakrele darauf verteilen. Nochmals für 1 Minute in den heißen Backofen stellen, damit der Fisch leicht erwärmt wird. Herausnehmen und den Flammkuchen mit dem Rucola bestreut servieren.

Zubereitungszeit: 30 Minuten

ROTE-BEETE-RISOTTO MIT ROSMARIN UND PARMES-ANHIPPE

Für 2 Personen

- 2 kleine Rote Beete
- 2 Schalotten
- 2 cm frischer Ingwer
- 2 Stängel Rosmarin
- 200 g Risotto-Reis
- 100 ml Rotwein
- 400 ml Gemüsebrühe oder -fond
- 70 g Parmesan
- 1 EL Honig
- 2 EL Natives Olivenöl
- 1 EL Butter
- Salz, Pfeffer aus der Mühle

Rote Beete schälen, wegen der starken Färbewirkung am besten mit Einmalhandschuhen. Dann in Spalten schneiden. Schalotten und Ingwer schälen und fein würfeln. Rosmarinnadeln abziehen und fein hacken.

Backofen auf 180 Grad vorheizen. Parmesan mit der Gemüsereibe reiben. Die Hälfte beiseitestellen. Ein Backblech mit Backpapier auslegen und den Parmesan darauf verteilen. Mit einer umgedrehten Tasse den Parmesan in Kreisform bringen. Im Backofen in wenigen Minuten goldgelb backen. Herausnehmen und erkalten lassen. Sie können die noch warmen Scheiben auch in Gläser oder ein anderes rundes Behältnis stellen. Das ergibt eine schöne Form, wenn sie ausgekühlt sind.

Gemüsefond aufkochen und bei schwacher Hitze warmhalten. Öl in einem Topf erhitzen und Schalotten und Ingwer darin glasig dünsten. Reis und Rosmarinnadeln hinzugeben, den Honig darüber träufeln und anrösten. Mit Rotwein ablöschen und unter Rühren weiterdünsten, bis der Reis den Wein aufgesogen hat.

Jetzt die Rote Beete zugeben und etwas Fond angießen. Weiterrühren und nach und nach den gesamten Fond zugießen. Die Flüssigkeit sollte immer erst vollständig vom Reis aufgesogen sein, bevor Sie wieder Flüssigkeit angießen. Ständiges Rühren ist wichtig. Nach ca. 20 – 22 Minuten ist der Reis gar. Er sollte noch einen leichten Biss haben. Butter und die Hälfte des Parmesans unterheben. Mit Salz und Pfeffer abschmecken.

Den Risotto mit den Parmesan-Hippen garnieren und servieren.

Zubereitungszeit: 40 Minuten.

CABERNET-SAUVIGNON AUS DEM NAPA VALLEY

Es geht aufwärts, immer weiter aufwärts. In Schlangenlinien und durch dichte grüne Wälder. Dann passt das Auto nicht mehr auf den schmalen Pfad. Also geht's zu Fuß vorbei an den mächtigen Douglastannen, an Madrona-Bäumen, Eichen und duftenden Lorbeerbäumen. Unter uns der Lava-Basaltboden und vor uns der weite Blick ins kalifornische Napa Valley.

»Hey, I'm Charly«, begrüßt mich ein älterer Herr, den man glatt von einem französischen Bistrotisch weggeklaut haben könnte.

»Die Trauben lieben den Ausblick«, sagt

Charly, dessen Alter unmöglich zu schätzen ist. »Sie zahlen es uns mit ihrer Qualität doppelt und dreifach zurück.«

Er streicht mit der Hand über einen seiner Rebstöcke und lacht verschmitzt.

»Wir bauen hauptsächlich Cabernet Sauvignon nach der alten Art an«, erklärt Charly. »Aber selbstverständlich auch Merlot und Cabernet Franc.

Er erzählt von seinem harten Berufsleben, vom Studium der Önologie in Frankreich und von berühmten Winzern, bei denen er in die Schule gegangen ist.

»Um ein guter Winzer zu sein, muss man alt werden«, sagt Charly, »aber nicht vertrottelt.«

Er nuschelt die Worte in sich hinein. Er begrenze seine Produktion und erreiche damit bessere Qualitäten.

»Unseren Cabernet-Sauvignon darf man nicht jung trinken, der braucht seine 10 bis 25 Jahre, bis er im Glas richtig was hermacht.« Außerdem sei er ja nicht blöd, sondern auch Geschäftsmann.

»In dem Alter kann ich den Wein zu einem wesentlich höheren Preis verkaufen.«

War es zunächst nur Mundpropaganda, geben sich bei Charly inzwischen Weinpäpste aus aller Herren Länder die Klinke in die Hand.

Sein Cuvée folgt einer eisern eingehaltenen Rezeptur, an der er nur selten etwas ändert: 82 Prozent Cabernet Sauvignon, 15 Prozent Merlot und 3 Prozent Petit Verdot. Manchmal kommt auch der Cabernet Franc hinein. Dann lagert der Wein für 20 Monate im Barrique, für das der Winzer zu 40 Prozent neues Holz benutzt. Alle drei Monate wird der Wein umgefüllt.

»Bei uns geht das ganz langsam und altmodisch vor sich. So wie früher bei den guten alten Bordeaux-Weinen.«

Bei dem 2012er Wein, den Charly entkorkt, wehen neben den schwarzbeerigen Aromen auch Spuren von Eukalyptus, Grafit und Trockenfeige in die Nase. Dazu gesellen sich Leder- und Preiselbeer-Aromen. Charly nickt zufrieden.

»Wenn ich einen 2000er öffne, kommen noch Lavendel- und Rosendüfte dazu«, sagt er, träufelt Olivenöl auf ein Stück Weißbrot und beißt hinein. Dann schlürft er erneut einen Schluck.

»Perfekt wird kein Wein«, sagt er. »Im Gottes schöner Natur kann man sich dem nur annähern. Seine Segnungen mit Liebe verfeinern. Doch perfekter Wein? Erreichen wird das kein Winzer auf der Welt.«

Auch, wenn ihn das früher geärgert habe, mit den Jahren habe er sich damit abgefunden.

»Ist vielleicht sogar gut so. Was zählt, ist schließlich der Versuch«, und die Liebe und Leidenschaft, die man in seinem Beruf mitbringen müsse.

»Manchmal habe ich das Optimum in der Nase ... also in Gedanken ... aber bei jedem Wein fehlt noch etwas. Das i-Tüpfelchen.«

Charly wirbelt den Wein in seinem Glas herum, nimmt einen Schluck und sagt: »Alles nur Gerede ... trinken Sie lieber.«

Das gebe ich hier mal weiter und empfehle zum Edel-Exoten aus dem Napa Valley Lamm aller Art, gebratenes und gegrilltes Rind oder gut gewürzte Schmorgerichte.

CALIFORNIA-BURGER DE LUXE

Vorweg: Ein klassisches Burger-Patty (das Fleisch-Innenleben) besteht aus Rinderhackfleisch und hat ca. 18 % Fett. Nimmt man stattdessen Tatar (3 % Fett), spart man unglaublich viele Kalorien und bekommt sogar mehr Eiweiß in den Burger. Hier der Vergleich:

Für 2 Personen

150 g Rinderhack: 351 kcal, 27 g Eiweiß, 27 g Fett
150 g Tatar: 168 kcal, 32 g Eiweiß, 4,5 g Fett
2 Burger-Brötchen aus Brioche-Teig (gibt es im Supermarkt)
300 g Beef Tatar
1 rote Zwiebel
1 Avocado
1 EL frischer Koriander
2 große Salatblätter (z.B. Eichblattsalat)

4 Scheiben Cheddar
1 frische Knoblauchzehe
1 Gewürzgurke
1 Schalotte
1 TL Senf
2 EL Ketchup
1½ EL Mayonnaise
Meersalz, Pfeffer aus der Mühle, Chiliflocken,
Spritzer Zitrone
Prise Zucker
1 EL Natives Olivenöl

Rote Zwiebel schälen und in feine Scheiben schneiden, Koriander waschen und die Blättchen fein zupfen. Knoblauch schneiden und fein hacken. Tomaten waschen und in Scheiben schneiden. Gewürzgurke und Schalotte würfeln.

Für die Guacamole die Avocado halbieren, Fruchtfleisch auslöffeln und in einer Schüssel mit Salz, Spritzer Zitronensaft, Pfeffer, Korianderblättchen, Prise Chiliflocken und mit der Hälfte der Knoblauchwürfel würzen. Alles gut vermischen, abdecken und durchziehen lassen.

Für die Burger-Sauce Ketchup mit Salatcreme, Senf, dem restlichen Knoblauch, Gewürzgurke, Schalotte, Prise Zucker, Salz und Pfeffer verrühren.

Backofen auf 160 Grad Ober-/Unterhitze vorheizen.

Rindertatar mit Salz und Pfeffer würzen. Masse halbieren und mit der Hand oder in einer

Burger-Form gleichgroße Patties formen.

In einer Pfanne das Öl erhitzen. Patties von beiden Seiten bei starker Hitze ca. 3 Minuten braten. Eine Scheibe Cheddar auflegen und 1 Minute schmelzen lassen. Pfanne vom Herd ziehen.

Burger-Brötchen aufschneiden, die untere Hälfte jeweils mit 1 Scheibe Cheddar belegen und im vorgeheizten Ofen ca. 2 Minuten heißwerden lassen.

Herausnehmen und alle Hälften mit Burger-Sauce bestreichen. Pro Hälfte 2 TL Guacamole auf den Käse streichen. Patties auflegen. Mit Burger-Sauce bestreichen und mit Tomatenscheiben belegen. Rote Zwiebelringe auf die Tomate legen. Wieder ein Klacks Guacamole draufgeben. Restliche Burger-Sauce verteilen. Burger-Deckel obenauf, fertig.

Mit der restlichen Sauce auf großen Salatblättern anrichten und servieren.

Zubereitungszeit: 40 Minuten

GEBACKENE BARBECUE DRUMSTICKS

Das Gericht ist für 4 Personen berechnet. Es eignet sich wunderbar für einen Abend in gemütlicher Runde. Die Marinade lässt sich am Morgen gut vorbereiten, und die Hähnchenteile haben Zeit, ein ausgiebiges Aromabad zu nehmen.

24 Drumsticks (Hähnchenunterschenkel)
¾ Tube Tomatenmark
2 – 3 EL Weißweinessig
2 EL Sojasauce
2 EL dunkler Honig
2 EL Aprikosenmarmelade
Meersalz, Pfeffer aus der Mühle, Chiliflocken, Paprika geräuchert
2 frische Knoblauchzehen
2 cm frischer Ingwer

Drumsticks waschen und gut abtrocken.
Ingwer und Knoblauch schälen und fein wür-

feln. Mit allen anderen Zutaten in einem Topf leicht erwärmen. Mit Salz, Pfeffer, Chili und Paprika abschmecken.

Die Hähnchenteile in einen ausreichend großen Gefrierbeutel (oder aufgeteilt auf zwei Beutel) legen. Die warme Marinade hineingießen und gut verschließen. Beutel vorsichtig kneten, sodass alles mit der Marinade umschlossen ist. Beutel in eine Schüssel legen und mehrere Stunden marinieren. Hin und wieder den Beutel umdrehen.

Backofen auf 200 Grad Ober/Unterhitze vorheizen.

Die Drumsticks aus den Beuteln holen, auf einem tiefen Backblech samt Marinade verteilen.

Im heißen Backofen im mittleren Bereich ca. 45 Minuten backen. Nach der Hälfte der Zeit einmal wenden. Wenn der Herd über eine Grillfunktion verfügt, können Sie die letzten 5 Minuten noch einmal Vollgas geben.

Nach Ende der Garzeit die Drumsticks samt Sud in eine Auflaufform füllen und servieren. Dazu schmecken Baguette, Tortilla-Chips und Krautsalat.

Zubereitungszeit: 15 Minuten + Marinierzeit + 45 Minuten Garzeit

BUNTES OFEN-GEMÜSE MIT AVOCADO-SAUCE

Hier bleiben aufgrund der Menge für 2 Personen viele Gemüse-Hälften übrig. Daraus lässt sich am nächsten Tag ein schöner Salat machen. Alles in feine Spalten schneiden, mit einer Zitronen-Senf-Joghurt-Sauce vermischen und mit gehacktem Fetakäse und Petersilie bestreut servieren.

3 mittelgroße festkochende Kartoffeln
4 EL Natives Olivenöl
½ Fenchelknolle
½ rote Paprika
½ gelbe Paprika
½ Zucchini
½ Bund Frühlingszwiebeln
1 Stängel Rosmarin
2 Avocados
2 EL Zitronensaft

1 Bund frische Kräuter (Mischung Frankfurter Soße)
1 Schalotte
1 Becher Crème fraîche

Backofen auf 180 Grad Ober-/Unterhitze vorheizen.

Kartoffeln waschen, schälen und in Spalten schneiden. Die Kartoffeln in ein tiefes Backblech legen und mit Salz und Pfeffer würzen. Etwas Olivenöl darüber geben und im vorgeheizten Backofen ca. 20 Minuten garen.

Fenchelknolle putzen, den harten Strunk entfernen und in Spalten schneiden.

Paprika waschen, Kerngehäuse entfernen und in nicht zu dünne Streifen schneiden. Zucchini waschen und in Scheiben schneiden. Frühlingszwiebeln putzen und nur das obere, lange Grün entfernen. Rosmarinnadeln grob hacken. Knoblauch schälen und fein hacken.

Backblech vorsichtig aus dem Ofen holen.

Das Gemüse zu den Kartoffeln geben. Mit Salz und Pfeffer würzen. Restliches Öl dazugeben und alles gut miteinander vermengen. Weitere 25 Minuten im Backofen garen.

Die Schalotte abziehen und fein würfeln. Die Kräuter waschen, trockenschütteln und fein hacken. Die Avocado schälen, Fruchtfleisch herauslöffeln und pürieren. Mit Zitronensaft vermischen. Schalotte und Kräuter untermischen und mit Crème fraîche glatt rühren. Mit Salz und

Pfeffer abschmecken.

Das fertige Gemüse in eine Auflaufform schichten und mit der Avocado-Sauce servieren.

Zubereitungszeit: 30 Minuten + 45 Minuten Garzeit

CÔTES DU ROUSSILLON – DER GESELLIGE

Durch das gesamte Departement Pyrénées-Orientales erstreckt sich das Weinbaugebiet dieses oft unterschätzten Klassikers. Hier, direkt am Mittelmeer, ganz in der Nähe der Stadt Perpignan, weisen insbesondere die Böden große regionale Unterschiede auf.

Deshalb dürfen die im Norden gelegenen Weingüter ihre Produkte Côtes du Roussillon-Villages nennen, während die Produkte der drei Gemeinden Caramany, Latour-de-France und Tautavel als Crus, also mit der höchsten Qualitätsstufe, klassifiziert sind.

Die mit leichter, gut ausbalancierter Säure daherkommenden Weine sind die idealen Begleiter für den geselligen Abend und erzeugen ein rundes, harmonisches Gaumengefühl.

Die Aromenpalette, die sich langsam öffnet, bietet ganz nach Abfüller ein interessantes Bukett-Spektrum: Man sieht gewissermaßen einen Pflaumenkuchen vor sich, aber auch Gewürze, Anis und mit ein wenig Fantasie einen orientalischen Basar mit exotischen Gewürzen und eingelegten Oliven.

Das dürfte auch ganz nach dem Geschmack der Legionäre und Handeltreibenden gewesen sein, die den Weinanbau einst in die kleine römische Siedlung Ruscino brachten. Von ihr leitet sich der Name des Traditionsweins ab.

Pudelwohl dürften sich einst die Römer hier gefühlt haben, denn die Mittelmeerstrände liegen nicht weit entfernt, die Sommer sind warm und die Winter kurz. Ganz anders als bei den ruppigen Barbaren im Norden, wo der Himmel grau verhangen ist und es andauernd regnet.

Sicherlich hat der eine oder andere Legionär bei einem Roussillon den schaudernden Kameraden erzählt, wie man sich so fühlt in den dunklen und feuchten germanischen Wäldern. Unter den »Barbaren«, die in Erdhügeln hausen und mit Torf heizen.

Ab und zu bläst hier in der Nähe des Mittelmeers der Wind Tramontana durch die Reihen und beugt damit so mancher Rebenkrankheit vor. Er hält die Trauben gesund und kräftig.

Die Rotweine müssen aus mindestens drei

Rebsorten, darunter zwei Hauptsorten, verschnitten sein. Zu maximal 60 Prozent ist der Carignan dabei, aber eben auch Grenache, Lledoner Pelut und Cinsault. Als Nebensorten werden Syrah, Mourvèdre und auch die weiße Rebsorte Macabeo hinzugefügt.

Und was wird zum Wein gegessen? Rindersteaks, Wild, Geschmortes, gut gewürzte Fleischgerichte, Gemüsegerichte oder auch Weinbergschnecken mit Sardellenbutter.

Königsberger Klopse
„Atlantique" aus Kabeljau

Dieses Gericht möchte ich für 4 Personen berechnen. Es ist ein wenig zeitaufwändig. Lohnt sich aber unbedingt. Sollte etwas übrigbleiben, kann man den Rest einfrieren. Oder … genau, Gäste dazu einladen.

750 g Kabeljaufilet
1 Ei
1 altbackenes Brötchen
2 EL Milch
2 Schalotten
25 g Butter
25 g Mehl
1 Bund glatte Petersilie
½ Bund Kerbel
1 unbehandelte Zitrone
2 große Möhren (z.B. Sandmöhren)
1 kleines Glas Kapern
3 Lorbeerblätter
Meersalz, Pfeffer aus der Mühle, Zucker
⅛ L trockener Weißwein
400 ml Gemüsefond
125 g Sahne

Schalotten abziehen und vierteln. Möhren waschen und in dickere Scheiben schneiden. Petersilie waschen und trockenschleudern. Blätter abzupfen und fein hacken. Ebenso mit dem Kerbel verfahren. Zitrone waschen, trocknen, Schale abreiben und den Saft auspressen.

Das Brötchen zerkleinern und in warmer Milch einweichen.

Den Kabeljau in feine Würfel schneiden. In einer Schüssel mit dem Ei, dem gut ausgedrückten Brötchen, 1 EL gehackter Petersilie, 1 TL Kerbel und 1 TL Zitronenabrieb mischen. Mit Salz und Pfeffer würzen. Wenn die Masse zu weich erscheint, können 1 – 2 EL Paniermehl untergemischt werden.

Mit feuchten Händen aus der Masse kleine Klopse formen.

Gemüsefond mit den Schalottenvierteln, Möhrenscheiben und Lorbeerblättern aufkochen. Hitze etwas reduzieren. Weißwein hineingeben.

Die Klopse vorsichtig in das siedende Wasser geben. Wenn sie an der Oberfläche schwimmen, mit einer Schaumkelle herausnehmen und abdecken.

Butter in einem Topf erhitzen, das Mehl einrühren und anschwitzen. Die Klops-Brühe nach und nach einrühren. Sahne, Kapern samt Sud, restlichen Zitronenabrieb und 1 EL Zitronensaft dazugeben. Die Brühe 20 Minuten auf kleiner Flamme einköcheln lassen. Möhrenstücke in die Sauce geben. Mit Zucker, Salz und Pfeffer abschmecken. Klopse wieder in die Sauce geben. Warm ziehen lassen. Nicht mehr kochen.

Alles in eine große Schüssel füllen und mit der restlichen Petersilie und Kerbel bestreut servieren.

Dazu schmecken Salzkartoffeln und Rote Beete aus dem Glas.

Zubereitungszeit: 1½ Stunden

SCHARFE CRISPY-PUTENSCHNIT-ZEL MIT GURKENSALAT

Für 2 Personen

- 2 Putenschnitzel
- 2 Tassen Paniermehl
- 1 Tasse Cornflakes
- 2 Eier
- 1 EL Milch
- 2 Tassen Mehl
- 1 Gurke
- ½ Bund Dill
- 1 kleine rote Zwiebel
- 2 EL Apfel- oder Weißweinessig
- 4 EL Natives Rapsöl
- 1 TL Senf

1 unbehandelte Zitrone

750 ml Sonnenblumen- oder Rapsöl zum Frittieren

Ajvar (scharfe Paprikapaste aus dem Glas)

Meersalz, Pfeffer aus der Mühle, Muskat, Paprikapulver edelsüß, Prise Zucker

Putenschnitzel waschen, gut trocken tupfen und halbieren. *Vier kleine Hälften lassen sich leichter panieren und ausbacken.*

Putenstücke von beiden Seiten mit Ajvar dünn bestreichen. Mit Salz und Pfeffer würzen.

3 Schüsseln zum Panieren vorbereiten. In der größten Schüssel Paniermehl und Cornflakes mischen. Mit den Händen die Cornflakes klein bröseln. In der zweiten Schüssel die Eier aufschlagen und mit der Milch vermischen. Mit Salz, Pfeffer, Paprika und Muskat würzen und kräftig verrühren. In die dritte Schüssel das Mehl hineingeben und mit Pfeffer würzen.

Mit einer Gabel ein Putenstück am Rand aufnehmen. Zuerst beidseitig in Mehl wenden. Überschüssiges Mehl abschütteln. Dann durch das Ei ziehen. Schnitzel in die Schüssel mit dem Paniermehl legen und mit kreisenden, schwungvollen Bewegungen die Panade um das Schnitzel legen. Mit der Handfläche vorsichtig andrücken, umdrehen und den Vorgang wiederholen. Alles sollte jetzt mit Panade umschlossen sein.

Sie werden sehen, je weniger man das Schnitzel anfasst und je größer der Platz in der Panierschüssel

ist, desto besser hält die Panade. Darum sollte man die Schnitzel auch einzeln panieren.

Mit den übrigen Schnitzeln genauso verfahren. Wenn jetzt noch Eimasse übrig ist, können Sie den Vorgang wiederholen. Das Wenden in Mehl ist beim zweiten Mal nicht mehr nötig!

Panierte Schnitzel abdecken und in den Kühlschrank stellen. *Auch das ist wichtig. So hält die Panade später besser.*

Zwiebel abziehen und in dünne Ringe schneiden. Gurke waschen, mit dem Gemüsehobel in feine Scheiben schneiden. Essig, Senf, Salz, Zucker und Pfeffer in einer Schüssel verrühren. Rapsöl dazugeben und alles gut vermischen. Dillspitzen und Gurkenscheiben hineingeben und nochmals abschmecken.

In einem großen, schweren Topf oder einer tiefen, großen Pfanne das Frittieröl erhitzen. Temperatur mit einem Holzstäbchen prüfen. Wenn sich Bläschen am Stab bilden, ist die Temperatur richtig.

Schnitzel aus der Kühlung holen und zwei davon in das heiße Öl gleiten lassen. Nach 2 Minuten im Öl wenden. Weitere 2 Minuten frittieren. Die Schnitzel herausnehmen und auf einem Küchentuch abtropfen lassen. Mit den restlichen Schnitzeln ebenso verfahren.

Die Schnitzel auf Teller anrichten und mit den Zitronenspalten garnieren.

Dazu Gurkensalat und Ajvar-Paste reichen.

Zubereitungszeit: 45 Minuten

Wenn das Frittieröl vollständig erkaltet ist, lässt es sich mit einem Trichter prima zurück in die Flasche schütten. So ist es leichter zu entsorgen.

WARMER CAMEMBERT AUF RADICCHIO MIT GERÖSTETEN SOJA-KÜRBISKERNEN

Für 2 Personen

2 Camembert
1 kleiner Radicchio
1 Birne
100 g Feldsalat
2 Schalotten
1 Zweig Thymian
2 EL Honig
1 Handvoll Kürbiskerne

1 EL Sojasauce
1 EL Natives Olivenöl
2 EL Walnussöl
2 EL Apfelessig
1 TL Senf
Meersalz, Pfeffer aus der Mühle, Spritzer Zitronensaft

Backofen auf 200 Grad Ober-/Unterhitze vorheizen.

Feldsalat gründlich waschen, trockenschleudern und die kleinen Strunk-Enden entfernen. Die äußeren Blätter vom Radicchio entfernen. Den Strunk kreisförmig herausschneiden, Salat vierteln und waschen. Ebenso gut trockenschleudern. Schalotten abziehen und fein würfeln. Birne schälen, vierteln und das Kerngehäuse entfernen. Mit Zitronensaft beträufeln.

Aus den Ölen, Essig, Senf, Salz, Pfeffer, Schalotten und 1 EL Honig eine Marinade anrühren.

Zuerst Radicchio und dann Feldsalat auf die Marinade geben. Noch nicht vermischen.

Camembert und Birnenspalten in eine kleine Auflaufform setzen. Mit 1 EL Honig beträufeln und mit abgezupften Thymianblättchen betreuen. Einige Blättchen für die Garnitur zurückhalten. Im vorgeheizten Backofen auf der mittleren Schiene ca. 10 – 12 Minuten backen, bis der Camembert heiß und weich wird.

In der Zwischenzeit eine Pfanne ohne Öl heiß werden lassen. Die Kürbiskerne darin einige Minuten rösten. 1 El Honig hinzufügen und karamellisieren lassen. Mit 1 EL Sojasauce ablöschen. Alles weiter rösten, bis die Flüssigkeit vollständig aufgesogen ist. Dabei ständig alles mit einem Holzlöffel bewegen. Die Kürbiskerne auf ein Backpapier schütten und etwas auskühlen lassen.

Salate mit der Marinade vermischen und auf den Tellern verteilen. Camembert vorsichtig mit einem breiten Holzschieber auf den Salat setzen. Die Birnenspalten beifügen und beides mit Thymianblättchen garnieren. Mit den Kürbiskernen betreuen. Sofort servieren. Dazu schmeckt Baguette.

Zubereitungszeit: 40 Minuten

PRIORATO – DER HIMMLISCHE

Ursprünglich wurde das Gebiet von den Römern zu einer bedeutenden Weinanbauregion entwickelt. Viele Jahrhunderte später erinnern sich die Kartäusermönche an Priorato und an den außerordentlich guten Ruf der Weine aus dieser Region im Norden Spaniens.

Mit Gottvertrauen und großem Fleiß machten sie sich ans Werk und veredelten in ihrem 1163 gegründeten Kloster »Priorato de Scala Dei« erneut den Wein, der von nun an ganz oben auf den Einkaufslisten zahlreicher Königshäuser stehen sollte.

Doch dann ging es zunächst bergab. Die Einheimischen waren es müde, die hohen Abgaben zu zahlen und vertrieben die Mönche. Der Weinanbau lag brach, und über mehrere Jahrhunderte wurden nur noch Durchschnittsweine produziert.

Doch gegen Ende des 19. Jahrhunderts kam eine erneute Kehrtwende. Eben noch für eher schnelllebige und preiswerte Weine bekannt, schwang sich das katalanische Weinbaugebiet Priorato innerhalb kürzester Zeit zu einer Region mit absoluten Spitzenweinen in den Wein-Himmel auf.

Die Abfüllungen zählen inzwischen zu den teuersten und gesuchtesten spanischen Tropfen. Kraft strotzend und von fast schwarzer Farbe kommen sie daher und verströmen Noten von Beerenfrüchten, Kaffee, Portwein und ledrigen Aromen. Dazu kommen jede Menge Zwischenaromen.

Das Alleinstellungsmerkmal der Priorato-Weine ist die außergewöhnliche regionale Topografie. Der Bergkranz, der das gesamte Anbaugebiet umgibt, verläuft nur zum Meer hin etwas flacher.

Lediglich elf Dörfer zählen zu dieser Region, die über steinige und mineralreiche Böden verfügt. Die Höhenlage zwischen 100 bis 700 Meter und stabil-heißes Klima bietet die idealen Bedingungen für die Carignan-Trauben, die durch feine Mineralität und Säure ausbalanciert wird. Veredelt zu ausgewogenen und beeindruckenden Cuvées werden sie durch Zugabe von Trauben der Sorten Grenache, Cabernet, Merlot, Mourvèdre oder Syrah. 20 bis 25 Jahre können die Weine in der Flasche reifen.

Wegen der steinigen Böden müssen sich auch hier die Wurzeln der Stöcke in tiefere Schichten durcharbeiten. Das ergibt geringere Erträge, was der Qualität des Weins zugutekommt. Der gewaltige Arbeitsaufwand der Winzer lohnt sich trotzdem, denn die Mühe wird mit herausragenden Qualitäten und guten Einkünften belohnt.

Und was passt dazu auf den Teller? Alle kräftigen Gerichte, gut gewürzte Eintöpfe, Gegrilltes, Hartkäse sowie Fleisch mit brauner Soße.

ROSENKOHLGRATIN MIT RINDERHACK

Für 2 Personen

- 300 g Rosenkohl
- 300 g festkochende Kartoffeln
- 300 g Rinderhack
- 2 Eier
- 2 Schalotten
- 300 ml Gemüsebrühe
- 3 EL Crème fraîche
- 100 g geriebener Käse (z.B. Emmentaler)
- Salz, Pfeffer aus der Mühle, Muskat

Backofen auf 200 Grad Ober-/Unterhitze vorheizen.

Rosenkohl putzen, Strunk kreuzweise einschneiden. In Salzwasser 10 Minuten kochen, abgießen und auskühlen lassen. Kartoffeln waschen und in der Schale gar kochen. Abgießen, etwas auskühlen lassen und pellen. Anschließend in Scheiben schneiden.

Schalotten abziehen und fein würfeln. Das Rinderhack in einer beschichteten Pfanne ohne Fett mit den Schalotten anbraten. Mit Salz, Pfeffer und Muskat würzen.

Die Gemüsebrühe mit Eiern, Salz, Pfeffer, Muskat und Crème fraîche verquirlen. Eine gefettete Auflaufform mit den Kartoffelscheiben auslegen. Das Hack darauf verteilen und abschließend den Rosenkohl obenauf legen. Die Gemüsebrühe darübergießen und mit dem geriebenen Käse bestreuen. Wer möchte, kann 2 – 3 Butterflöckchen darauf verteilen.

Im vorgeheizten Backofen auf mittlerer Schiene ca. 30 Minuten überbacken.

Zubereitungszeit. 30 Minuten + 30 Minuten Garzeit

THUNFISCH-STEAK AUF RATATOUILLE

Für 2 Personen

2 Thunfischsteaks (frisch oder TK)
1 kleine Zucchini
1 kleine Aubergine
1 gelbe Paprika
1 rote Paprika
2 Fleischtomaten
2 Schalotten
2 frische Knoblauchzehen
4 EL Natives Olivenöl
1 EL Zitronensaft
1 EL Tomatenmark
1 TL Honig
2 Stängel Rosmarin
2 Stängel Thymian (ersatzweise 1 EL getr. Kräuter der Provence)
Meersalz, Pfeffer aus der Mühle
Schwarze Balsamico-Creme und Parmesanho-

bel nach Belieben

Thunfischsteaks waschen, trocknen bzw. auftauen. Mit Zitronensaft von beiden Seiten beträufeln.

Aubergine waschen, vierteln und salzen,
damit sie Wasser ziehen können. Zucchini waschen und vierteln. Paprika entkernen und in
grobe Würfel schneiden. Knoblauch und Schalotten abziehen und fein würfeln. Fleischtomaten ringsherum einritzen, mit kochendem Wasser überbrühen, die Haut abziehen und grob
würfeln. Kräuter hacken.

Auberginenstücke mit Küchenpapier trocknen. 2 EL Olivenöl in einer Pfanne erhitzen,
Knoblauch und Schalotten andünsten. Tomatenmark dazu geben und kurz mitrösten. Gemüse und Kräuter in die Pfanne geben und unter
Rühren anbraten. Alles bei kleiner Hitze 10 Minuten schmoren lassen. Mit Salz, Pfeffer, Honig
und einem Spritzer Zitronensaft abschmecken.

In der Zwischenzeit 2 EL Olivenöl in einer
Pfanne erhitzen. Thunfisch mit Salz und Pfeffer
würzen und von beiden Seiten, je nach Stärke, jeweils 3 – 5 Minuten scharf anbraten.

Ratatouille auf Teller anrichten, Thunfisch-
Steaks dazulegen und nach Belieben mit Sprit-
zer von der Balsamico-Creme und gehobeltem
Parmesan garnieren.

Zubereitungszeit: 50 Minuten

TAGLIATELLE PRIMAVERA

Für 2 Personen

350 g frische Tagliatelle (Bandnudeln) z.B. aus dem Kühlregal
80 g Zuckerschoten
80 g Erbsen (frisch o. TK)
80 g Brokkoliröschen
½ Zucchini
1 Bund Kerbel
2 Schalotten
1 Becher Schmand
50 ml Milch
250 ml Gemüsebrühe
1 unbehandelte Zitrone
3 EL geriebener Parmesan
Meersalz, Pfeffer aus der Mühle, Prise Zucker

Oft wird Gemüsebrühe erwähnt. Natürlich kann man diese auch selber fertigen. Ansonsten gibt es im Handel gekörnte Brühe zum Aufgießen, mittlerweile auch in Bio-Qualität und ohne Glutamat.

Brokkoli in kleine Röschen teilen, Zuckerschoten putzen und waschen. Schalotten abziehen und fein würfeln. Kerbel waschen und fein hacken. Einige Blättchen für die Garnitur zurückhalten.

Zucchini waschen und mit dem Sparschäler die Schale in feinen Streifen abziehen und aufheben. Zucchini halbieren, Kerne entfernen und würfeln.

Zitrone waschen, trocknen und die Schale abreiben.

Eine Schüssel mit Eiswasser vorbereiten. Dazu Eiswürfel in eine große Schüssel geben und mit Wasser auffüllen. Das gegarte Gemüse wird sofort nach dem Kochen darin abgeschreckt. So behält es seine Farbe und bleibt bissfest. Ein Vorgang, der sich wirklich lohnt.

500 ml Salzwasser zum Kochen bringen und zuerst die Brokkoliröschen 4 Minuten ohne Deckel darin garen. Dann die Zuckerschoten hinzugeben und weitere 2 Minuten kochen. Zum Schluss die Erbsen und Zucchinistreifen für weitere 2 Minuten mitkochen.

Alles zusammen mit einer Schaumkelle aus dem Wasser holen und sofort in die Schüssel mit Eiswasser geben. Das Kochwasser aufheben. Nach ca. 3 Minuten das Gemüse in ein Sieb schütten und abtropfen lassen.

Tagliatelle nach Packungsanleitung kochen und abgießen.

Aus 250 ml Kochwasser eine Gemüsebrühe herstellen. Schmand, Milch und 1 EL Parmesan darin verrühren. Nochmals aufkochen lassen, Herd ausschalten und das Gemüse (bis auf die Zucchinistreifen) in der Sauce heiß werden lassen. Mit Zitronenabrieb, Salz, Pfeffer und der Kresse würzen.

Pasta auf Teller verteilen und mit der Sauce übergießen. Restlichen Parmesan darüberstreuen und mit den Kerbelblättchen und den Zucchinistreifen garnieren.

Zubereitungszeit: 40 Minuten

VENTOUX – VOM DACH DER PROVENCE

Der Mont Ventoux, der windige Berg, liegt mitten in der französischen Provence und ist ein mysteriöser Geselle. Hier siedelten zahlreiche Sekten, warteten auf den Weltuntergang oder auf die Ankunft der Aliens. Man vermutet sogar, dass die Templer hier einen geheimen Hort an Goldschätzen versteckten und auf dem rätselhaften Berg nach dem Heiligen Gral suchten.

Sollte der eines Tages gefunden werden, könnte man ihn sofort mit dem herausragenden Wein der Region, dem Ventoux, füllen.

Schon die alten Kelten verehrten den »Heiligen Berg« als Sitz der Windgottheit. Dokumentiert ist dies durch zahlreiche Artefakte, die Archäologen hier ausgruben.

Doch seinen über Frankreich hinausreichenden Ruf erhielt er erst mit seiner Besteigung durch den Dichter Francesco Petrarca. Der kletterte 1336 zusammen mit seinem Bruder auf den 1912 Meter hohen Berg und schilderte, was ihm angesichts der ihn umgebenden Naturschönheit durch den Kopf ging. Diese Notizen gelten als eine der ersten modernen Natur- und Landschaftsbeschreibungen. Für Forscher markiert die Gipfelbesteigung gar den Übergang vom Mittelalter zur Neuzeit.

Nachdem der Mont Ventoux durch eine Bergstraße erschlossen wurde, ist er heute vor allem ein Anziehungsort für Radsportler. Aber der »Gigant der Provence« wie er im Beinamen heißt, lockt auch Fans eines besonders guten Tropfens an, die Rede ist vom Côtes du Ventoux.

Auf 7.700 Hektar Rebfläche und im Umkreis von 51 Gemeinden wird der kräftige Rote hier im Département Vaucluse angebaut.

Ausgrabungen im Örtchen Mazan belegen den Weinanbau seit 70 v.Chr., doch auch dort brachten erst die Qualitätsbestrebungen der Mönche die ersten guten Weine hervor. Belebt wurde diese Arbeit, nachdem ganz in der Nähe, in Avignon, zwischen den Jahren 1309 und 1414 die Päpste residierten. Gerade die Kirchenfürsten samt Hofstaat schätzten einen guten Tropfen. Kam der gleich aus der Nachbarschaft, umso besser.

Als Hauptsorten werden Grenache Noir, Syrah, Cinsault und Mourvèdre gekeltert. Das Ergebnis ist ein sehr lebendiger Wein, der nicht allzu üppig daherkommt, der ideale Begleiter für ein geselliges Essen.

Der oft jung getrunkene, kirschrote Tropfen von den Hängen des Mont Ventoux verströmt die Düfte von wilden Beeren, Kirsche, etwas Vanille und auch Kokosnuss und Kakao. Dazu kommt oft ein feiner Barriquegeschmack, der die Tannine fein nuanciert und zu einem fruchtigen Gaumenerlebnis macht.

Auch Bioweine aus dieser Region werden immer beliebter. Gänzlich wird dabei auf Pestizide und Herbizide verzichtet. Möglich ist dies durch die warmen Tagestemperaturen und die durchaus kühlen Nächte. Für die Gesundheit der Reben sorgen auch die Fallwinde und der Mistral, der durch die Weinberge rauscht.

Bestens passt der Ventoux zu gegrillten Speisen, aber auch zu Häppchen jeder Art. Und zu Pizza.

Spaghetti Bolognese „Neptun" mit Pancetta

Für 2 Personen

Die Kombination von Fisch und Fleisch klingt erst einmal ungewöhnlich. Aber auf der Zunge und im Gaumen fügt sich beides ganz wunderbar zusammen. Probieren Sie es aus!

200 g Rotbarbenfilet (frisch oder TK), oder Meerbarbenfilet
60 g Pancetta (ital. Speck)
1 Möhre
1 Petersilienwurzel
1 Stange Lauch
¼ Fenchel
1 Schalotte
½ Bund glatte Petersilie
1 frische Knoblauchzehe
1 kleine Dose gehackte Tomaten
400 ml Kalbsfond, ersatzweise Hühner- oder Gemüsebrühe
50 ml trockener Rotwein
1 EL Tomatenmark
1 Lorbeerblatt
1 EL Oregano, getrocknet oder frisch
200 g Linguine o. Spaghetti
3 EL Natives Olivenöl
Meersalz, Pfeffer aus der Mühle, Zitronensaft, Prise Zucker

Meerbarbenfilets waschen (TK-Ware vorher langsam im Kühlschrank auftauen) und in kleine Würfel schneiden. Mit Salz, Pfeffer und Zitronensaft würzen.

Knoblauch und Schalotte abziehen, Möhre, Lauch und Petersilienwurzel waschen und schälen. Alles fein würfeln. Petersilie waschen, trocknen und fein hacken. Speck in feine Streifen schneiden. Fenchel putzen, Strunk entfernen und mit dem Gemüsehobel in feine Streifen schneiden. Fenchelgrün für die Garnitur aufheben.

Olivenöl in einem Topf erhitzen und Knoblauch und Schalotten glasig dünsten. Das kleingewürfelte Gemüse mit dem Speck dazugeben und alles 5 Minuten rösten. Tomatenmark hineingeben und kurz mitrösten. Rotwein angießen und nach 2 Minuten die gehackten Tomaten dazugeben. Hitze soweit reduzieren, dass die Sauce vor sich hinköchelt. Oregano und Lorbeer in die Sauce geben und mit Salz, Pfeffer und einer Prise Zucker würzen. Bei geschlossenem Topf 15 Minuten köcheln lassen. Hin und wieder umrühren. Fünf Minuten vor Ablauf die Fenchelstreifen in die Sauce geben.

Die Pasta nach Packungsangabe kochen und abgießen. *½ Tasse Nudelwasser aufheben. Sollte die Sauce später zu dickflüssig sein, kann man einen Schuss Nudelwasser hineingeben und gut unterrühren.*

Fischwürfel samt ausgetretenem Saft in die
Sauce geben. Vorsichtig unterheben, Herd aus-
schalten und weitere 3 Minuten in der heißen
Sauce ziehen lassen. Nochmals abschmecken.

Pasta mit Fisch Bolognese anrichten und mit
der gehackten Petersilie und dem Fenchelgrün
bestreut sofort servieren.

Zubereitungszeit: 50 Minuten.

RINDERKOTE-LETT MIT KNABBER-ROSMARIN UND ROUILLE

Ein Rinderkotelett ist ein Stück Fleisch am Knochen, das eine schöne Marmorierung hat, hocharomatisch und saftig ist. Es ist auch als Club-Steak bekannt. Ist das Filetstück noch am Knochen, nennt man es T-Bone-Steak.

Die Koteletts sind ziemlich groß. Manche essen ein Ganzes allein. Andere teilen sich eins zu zweit. Wenn Sie es sehen, entscheiden Sie, ob Sie eins oder zwei kaufen.

Rouille ist die scharfe, französische Variante der spanischen Aioli oder der deutschen Knoblauch-Mayonnaise. Rouille wird immer mit Safran verfeinert. Daher die schöne orangene Farbe.

Für 2 Personen

    1 – 2 Rinderkoteletts
    2 EL Natives Olivenöl
    1 EL Butter
    Meersalz, Pfeffer aus der Mühle
    4 – 6 Stängel Rosmarin
    2 Eigelb
    4 frische Knoblauchzehen
    250 ml Natives Olivenöl
    Meersalz
    Safranfäden, ersatzweise Safran-Puder

Die Rinderkoteletts rechtzeitig aus der Kühlung nehmen. Für die Mayonnaise ist es wichtig, dass alle Zutaten Zimmertemperatur haben. Darum auch die Eier rechtzeitig aus der Kühlung nehmen!

Knoblauch abziehen und sehr fein hacken.

Ich erwähne immer wieder „frischer Knoblauch". Ich finde, er ist geschmacklich wesentlich besser und aromatischer als Knoblauch, der schon lange liegt und trocken ist. Ich finde ihn auch bekömmlicher. Wenn Sie Knoblauch haben, der einen sichtbaren grünen Keimling beherbergt, schneiden Sie diesen heraus. Auch das macht Knoblauch besser verdaulich.

Zuerst das Eigelb in eine hohe Rührschüssel schlagen. Mit Salz würzen. Den gehackten Knoblauch und einige Fäden Safran hineingeben. Dann das Olivenöl zuerst tropfenweise, dann im dünnen Strahl mit einem Pürierstab oder Mixer einarbeiten. Nach und nach entsteht eine cremige Mayonnaise.

Achtung: Damit Mayonnaise nicht gerinnt, ist es wichtig, dass alle Zutaten die gleiche Zimmertemperatur haben. Wenn die Mayonnaise sich nicht verbinden will, warum auch immer, gibt man einen Eiswürfel in den Mixer und schlägt auf höchster Stufe. Oft lässt sie sich dadurch retten.

Mayonnaise in eine Schale füllen, abdecken und in den Kühlschrank stellen.

Backofen auf 200 Grad Ober-/Unterhitze vorheizen. Die Fettpfanne oder das Backblech während des Vorheizens auf der unteren Schiene des Backofens lassen.

Den Fettrand der Rinderkoteletts mit einem scharfen Messer dreimal einschneiden, damit sich das Fleisch nicht wellt. Eine Gusseisen- oder Grillpfanne erhitzen, Öl und Butter hineingeben und heiß werden lassen.

Je nach Größe der Pfanne oder der Koteletts gleichzeitig oder nacheinander die Koteletts von beiden Seiten je 2 Minuten scharf anbraten.

Erst jetzt mit Salz und Pfeffer würzen. Die Koteletts im vorgeheizten Backofen in die heiße Fettpfanne oder auf das Backblech legen. Ca. 13 –15 Minuten fertiggaren. Für ein rosa Inneres sollte die Kerntemperatur bei ca. 54 – 56 Grad liegen.

In der Zwischenzeit die Rosmarinstängel im Bratenfett einige Minuten lang knusprig braten.

Dafür öfter wenden. Auf Küchenpapier abtropfen lassen.

Das Fleisch aus dem Backofen holen, in Alufolie wickeln und mindestens 5 Minuten ruhen lassen.

Die Koteletts mit den gebratenen Rosmarinstängeln und der Rouille servieren. Dazu passt ein knuspriges Baguette.

Zubereitungszeit: 50 Minuten

NUDELSALAT À LA FRANÇAISE

Ein Klassiker, der nicht nur sättigt, sondern an lauen Sommerabenden sehr gut zu einem Glas Rotwein passt. Viele haben Ihre Lieblingsnudel. Hier eignen sich die Gedrehten bestens, weil sich alle Zutaten so herrlich darin verfangen.

Für 2 Personen

120 g Spiralnudeln (z.B. Fusilli)
1 kleine Möhre
2 Eier
½ Bund Frühlingszwiebeln
2 Cornichons, (ersatzweise 1 Gewürzgurke)
70 g Erbsen (frisch o. TK)
½ Bund Radieschen
3 EL Crème fraîche
1 TL Honigsenf
2 EL kalt gepresstes Rapsöl
1 EL weißer Balsamico Essig
1 TL Gurkenwasser
Meersalz, Pfeffer aus der Mühle
2 – 3 EL frische, gehackte Kräuter (Petersi-

lie, Kerbel, Schnittlauch, Liebstöckel, Kresse) ersatzweise TK-Kräuter

Die Nudeln nach Packungsanleitung al dente kochen. Abgießen und im Sieb auskühlen lassen. Eier hart kochen.

Die Möhre waschen, schälen und in feine Würfel schneiden. Frühlingszwiebeln putzen und in Röllchen schneiden.

Erbsen aus der Schale lösen, TK-Erbsen aufgetaut verwenden. Radieschen waschen und in dünne Scheiben schneiden.

Cornichons fein würfeln. Eier grob hacken.

Aus Crème fraîche, Senf, Öl, Essig, Rapsöl und Gurkenwasser ein Dressing anrühren. Mit Salz und Pfeffer würzen.

Kräuter, Gemüse und Eier mit den Nudeln mischen. Das Dressing unterheben und gut vermischen. Nochmals abschmecken.

Zubereitungszeit: 30 Minuten

SOO LECKER – SCHOKO- OLIVENÖL- KUCHEN

Auf Desserts habe ich in diesem Buch ganz bewusst verzichtet. Aber eines möchte ich Ihnen doch vorstellen. Es passt wunderbar zu Rotwein und ist mein Highlight in der süßen mediterranen Küche. Auch wenn das Rezept ungewöhnlich klingt, der Geschmack ist einfach himmlisch.

Ergibt 16 Stück

200 g Edelbitterschokolade (70% Kakao, ersatzweise Blockschokolade)
100 g zimmerwarme Butter
100 ml Natives Olivenöl
6 Eier
200 g Zucker
Prise Tonkabohne
Etwas Butter für die Form

Puderzucker zum Bestäuben
Minzeblätter zum Garnieren nach Belieben

Backofen auf 170 Grad Ober-/Unterhitze vorheizen. Eine Springform (28 cm Durchmesser) einfetten.

Schokolade grob hacken und im heißen Wasserbad schmelzen lassen. Dazu gibt man die Schokolade in eine hitzebeständige Schale, die man wiederum in ein heißes Wasserbad (Topf zu dreiviertel mit siedenden Wasser gefüllt) stellt und zwar so, dass keine Flüssigkeit in das Gefäß mit der Schokolade gerät. Es geht darum, die Schokolade zu schmelzen. Ist das geschehen, eine Prise Tonkabohne mit einem scharfen Messer abreiben und in die Schokomasse geben. Butter stückchenweise mit dem Schneebesen unterrühren.

Dann das Olivenöl in einem Zug unterrühren. Vom Herd ziehen und leicht auskühlen lassen. In der Zwischenzeit die Eier mit dem Zucker verschlagen. Die Zucker-Ei-Mischung in die Schokomasse geben und unterheben. Den Teig in die Form füllen und 20 – 25 Minuten auf der mittleren Schiene backen. Machen Sie den Holzstäbchen-Test. Wenn nichts mehr am Stäbchen klebt, ist der Kuchen fertig. Wenn er abgekühlt ist, mit Puderzucker bestäuben.

Nach Belieben mit Minzeblättern dekorieren.
Eigentlich braucht der Kuchen keine Begleitung. Ich persönlich mag gerne noch etwas

Fruchtiges dazu. Ich serviere ihn immer mit zweierlei Fruchtspiegeln. Das macht ordentlich was her und ist nicht viel Arbeit.

1 Mango schälen und das Fruchtfleisch mit einem Spritzer Zitronensaft pürieren.

250 g Erdbeeren, waschen, putzen und ebenso mit einem Spritzer Zitronensaft pürieren.

Beide Pürees mit einem großen Löffel nebeneinander auf einen Teller geben. Dann mit einem Holzstäbchen von links nach rechts durch die Oberfläche ziehen, sodass sich ein Muster ergibt. Schokokuchen dazugeben und mit Minze oder Erdbeere dekorieren.

INTERVALLFAS-TEN – WIE GEHT DAS?

Bereits der historische Buddha empfahl, nach dem Mittagessen bis zum nächsten Frühstück keine Nahrung mehr zu sich zu nehmen. Dieser Ratschlag wird heute noch in vielen buddhistischen Klöstern und Tempeln befolgt. Oft wird an bestimmten Tagen sogar komplett auf Essen verzichtet und nur Wasser getrunken.

Auch in fast allen anderen Religionen wird immer wieder auf die Bedeutung des Fastens hingewiesen.

Im Hinduismus gehört das Fasten an bestimmten Feiertagen zum Ritus. Ähnlich wie im Buddhismus dient es der Selbstbeherrschung, indem man lernt, Sehnsüchte und Bedürfnisse zu ignorieren. Aber auch gesundheitliche Aspekte haben sicher eine Rolle gespielt.

Auch für Christen und Juden gibt es empfohlene Fastenphasen wie die Zeit zwischen Aschermittwoch und Ostern einerseits sowie am Jom Kippur, dem Versöhnungstag andererseits.

Im Islam befolgt man den Fastenmonat Ramadan, in dessen Verlauf nur nach Sonnenuntergang gegessen werden darf.

All diese Empfehlungen weisen Ähnlichkeiten zum Intervallfasten auf. Der Unterschied: Bei der Diät wird die Ernährungsweise über einen längeren Zeitraum umgestellt. Getränke, wie Wasser, ungesüßter Kaffee und Tee sind im Fastenzeitraum erlaubt.

Unterschieden wird zwischen dem täglichen Intervallfasten, bei dem man 16, 18 oder 20 Stunden auf Nahrung verzichtet und nur in der verbleibenden Zeit isst, und der 5:2 Methode. Dabei wechseln sich fünf Tage normale Ernährung und zwei Tage fasten ab.

Jeder, der die Intervalldiät starten will, sollte für sich zunächst für eine der Methoden entscheiden. Wie sehen meine täglichen Gewohnheiten aus? Was fällt mir leichter? Was passt besser in meinen Alltag? Die Beantwortung dieser Fragen hilft bei der Wahl.

Ob man beim stundenweisen Verzicht nun morgens oder abends fastet, ist ebenfalls jedem selbst überlassen. Man kann seine Diät also auf die eigenen Gewohnheiten und das eigene Körpergefühl ausrichten.

Sicher braucht man bei allen Methoden eine gewisse Eingewöhnungszeit und jede Menge Durchhaltevermögen. Doch mit der Zeit wird es einfacher und der Körper gewöhnt sich daran.

Immer wieder wird in der Medizingeschichte die gesundheitliche Bedeutung betont. Bereits Hippokrates von Kos, der Begründer der modernen Medizin, empfahl das Fasten für Übergewichtige. Er riet bei zu großer Leibesfülle dazu, nur einmal am Tag Nahrung zu sich zu nehmen, und zwar eine Mahlzeit mit gesunden Fetten und dazu körperliche Aktivitäten.

Der griechische Schriftsteller und Philosoph Plutarch empfahl den tageweisen Verzicht auf Essen. Auch Platon, genauso wie sein Schüler Aristoteles, schlossen aus der Tatsache, dass der Körper die Nahrungsaufnahme bei Krankheit eher verweigert, dass Fasten einen gesundheitlichen Aspekt haben müsse.

Von allen großen Denkern der griechischen Antike wurde auch immer ein weiterer Effekt des Fastens betont: Es stellen sich größere geistige Fitness und generell ein Zuwachs an Energie ein, wenn man mehrere Stunden lang nichts gegessen hat.

Auch der berühmte Arzt Paracelsus befürwortete das Fasten und sah darin eine geeignete Methode, auf den gesamten Körper einzuwirken und ihn gesund zu halten.

Lange Zeit verlor der Begriff des Fastens dann

an Bedeutung. So galt diese Methode in den 70er, 80er und 90er Jahren des vergangenen Jahrhunderts als »esoterischer Spinnkram«. Doch seit einiger Zeit ist der Forschergeist der Mediziner erwacht, denn der zeitweilige Nahrungsverzicht scheint selbst bei der Therapie von Autoimmunerkrankungen eine erhebliche Relevanz zu haben.

Zahlreiche Studien wurden durchgeführt. Die Ergebnisse legen die Vermutung nahe, dass regelmäßiges Fasten nicht nur vor Übergewicht schützt und bei der Gewichtsreduktion hilft, sondern auch das Risiko verringert, an Diabetes zu erkranken.

Beobachtet haben Forscher in bildgebenden Verfahren, das zahlreiche Zellreste während der Fastenzeiten von den Fresszellen komplett »verarbeitet« werden. Der Biorhythmus des Menschen werde dadurch positiv beeinflusst und die Darmflora, also das Mikrobiom, könne saniert werden.

Das komplette Verdauen von Zellresten nennen die Mediziner Autophagie. Dieser Reinigungsprozess erreicht seinen Höhepunkt nach 14-stündigem Fasten. Oft wird in diesem Zusammenhang von positivem Stress gesprochen. »Freie Radikale«, die eine zellschädigende Wirkung haben könnten, würden so wirksam eingedämmt.

Auch von einer positiven Wirkung auf die Hirnleistung und die Vorbeugung vor Alzheimer wird immer wieder gesprochen. Man hat beobachtet, dass Fasten die Beschwerden von Rheuma-Patienten vermindert. Inwieweit die aktuellen Studienergebnisse verlässlich sind, wird sich bald deutlicher zeigen, denn es laufen zahlreiche weitere Untersuchungen unter streng medizinwissenschaftlichen Bedingungen.

Ein weiterer positiver Aspekt ist selbstverständlich das Abnehmen. Weil man innerhalb von vier oder sechs Stunden deutlich weniger Nahrung aufnehmen kann, reduziert man nachhaltig sein Gewicht.

Diese »Diät« ist bestechend einfach, sie kostet nicht viel, man muss keine Kalorien zählen und Heißhungerattacken bleiben meistens aus. Vor allem aber: Man kann in den »Genusszeiten« zu sich nehmen, was einem schmeckt. Es bleibt sogar der gefürchtete Jo-Jo-Effekt aus, der bei herkömmlichen Diäten dazu führen kann, dass man nach deren Ende rasch wieder zunimmt und manchmal sogar sein Ausgangsgewicht übertrifft.

Allerdings heißt es auch bei der Intervalldiät: Durchhalten. Damit dies langfristig gelingt, sollte man unbedingt den Spaß daran erhöhen.

Auf Dauer reicht das nicht aus: Sich genussvoll in den erlaubten Zeiten zu ernähren, kann eine große Hilfe sein. Man kann sich darauf freuen, nach Herzenslust zu essen und zu trinken, nur eben in einem bestimmten Zeitrahmen. Die

Experimentierfreude beim Kennenlernen neuer
Weingenüsse kann ebenfalls zum Erfolg Ihrer In-
tervall-Diät beitragen.

SIRTFOOD-METHODE

Sie gilt als »die« Hollywood-Diät. Mit ihr soll die Sängerin Adele jede Menge Kilos verloren haben. Und auch Filmstars schwören auf diese Luxus-Variante des Abnehmens. Glamour gibt es also reichlich.

Bei der Sirtfood-Diät wird auf Fasten und Sirtuine gesetzt. Letztere sind Enzyme, die den Stoffwechsel aktivieren, Muskelstammzellen anregen und das Immunsystem kräftigen sollen. Diese angeblichen Wunder-Substanzen, kommen in bestimmten Lebensmitteln vor und gelten als »Stoffwechsel-Booster«. Besonders aktiv seien sie, wenn weniger Kalorien aufgenommen als verbraucht würden. Weil diese Enzyme auch in bestimmten Lebensmitteln vorkommen, helfe deren Verzehr beim Abnehmen.

Alltägliche Obst- und Gemüsesorten, Garnelen, Kapern, Ingwer, Erdbeeren und grünes Gemüse enthalten ebenso Sirtuine wie dunkle Schokolade und Rotwein. Nach der Theorie unterstütze ein maßvoller Genuss der genannten Lebensmittel also das Abnehmen. Doch auch hier kommt es letztlich auf die Menge und Kalorienzahl an.

Und so funktioniert die Methode: Drei Tage lang werden jeweils 1000 Kalorien aufgenommen, meist in Form grüner Säfte und einer Hauptmahlzeit. In der nächsten Phase, die so lange anhalten sollte, bis das Wunschgewicht erreicht ist, wird die Kalorienzufuhr auf 1500 hochgefahren. Das erreichte man mit zwei Glas grünem Saft, z.B. aus Rucola, Sellerie, Petersilie und Äpfeln, und zwei Hauptmahlzeiten.

In der dritten Phase heißt es: Gewicht halten. Und das bei 1800 Kalorien täglich. Auch hier stehen die besonders reichhaltig mit Sirtuinen bestückten Lebensmittel auf dem Speiseplan.

Viele Kritiker bezweifeln allerdings die Wirksamkeit der Sirtuine und schreiben den Gewichtsverlust letztlich der Kalorienreduktion zu.

Wichtig ist die ärztliche Beratung, bei Radikaldiäten, die schnell eine Gewichtsreduzierung herbeiführen, Ernährungsexperten hinzuzuziehen. Eine zu schnelle Abnahme könne zu Gesundheitsschäden und der Bildung von Hautlappen führen.

Egal, für welche Diät man sich entscheidet:

Das Ablegen alter Ernährungsgewohnheiten und ausreichend Bewegung gehört auf jeden Fall immer dazu.

IM WEIN LIEGT KREATIVITÄT

Viele Schriftsteller gestehen, dass sie Ideen für ihre Plots sehr gern mit einem Glas Wein zum Sprudeln bringen. Allerdings: Das Schreiben unter Alkoholeinfluss ist wohl eher nicht ratsam. Die Liebelei zwischen Schreibern und Wein beginnt schon mit dem Erfinder des Buchdrucks: Johannes Gutenberg soll durch den von ihm beobachteten Prozess des Trauben-Stampfens zur Erfindung seiner Buchpresse inspiriert worden sein.

Auch der erste Bundespräsident Theodor Heuss griff beim Schreiben seiner Reden zum Weinglas. Auf die Frage des damaligen Ministerpräsidenten Reinhold Maier, wie lange er denn an einer bestimmten Rede geschrieben habe, soll er geantwortet haben: »Dreieinhalb Flaschen«.

Ein ausgesprochener Rotwein-Fan war Johann

Wolfgang von Goethe. Der Enkel von Winzern orderte kräftig von dem edlen Getränk bei seinem Weinhändler. Eine Jahresrechnung über 900 Liter ist belegt. Allerdings hatte er häufig Besuch, und der dürfte ebenfalls nicht zu kurz gekommen sein. »Es lebe die Freiheit! Es lebe der Wein!«, schrieb Goethe nach einem besonders guten Tropfen.

Vom Dichterfürsten stammt auch die Erkenntnis: »Das Leben ist viel zu kurz, um schlechten Wein zu trinken.«

Martin Luther war offensichtlich vom Rebensaft begeistert, denn er schrieb: »Bier ist Menschenwerk, Wein aber ist von Gott.«

Der antike Dichter Euripides schwelgte: »Wo der Wein fehlt, da stirbt der Reiz der Venus, da ist der Himmel der Menschen wüst und freudlos.«

Im kalten England sah William Shakespeare den Weingenuss vollkommen pragmatisch: »Wer Wein trinkt, schläft gut, wer gut schläft, sündigt nicht, wer nicht sündigt, wird selig, wer also Wein trinkt, wird selig.«

Eine besondere Eigenschaft des Getränks entdeckte der Philosoph Jean Paul: »Der Wein wirkt stärkend auf den Geisteszustand, den er vorfindet: Er macht die Dummen dümmer, die Klugen klüger.«

Und der römische Caesar und Denker Marc Aurel verkündete sogar: »Es soll keiner so wenig Wein trinken, dass er seiner Gesundheit schadet.«

Fehlt noch der Dichter Robert Louis Stevenson. Nüchtern … oder besser angeheitert stellte er fest: »Wein ist Poesie in Flaschen.«

Und weil wir jetzt zum Ende dieses Buches kommen, gibt es ein Gläschen Champagner. Dichtergigant Honoré de Balzac notierte aus eigener Erfahrung: »Großartige Liebesaffären starten mit Champagner und enden mit Kräutertee.«

So schlimm muss es beim Rotwein natürlich nicht kommen, denn selbst Wissenschaftler Louis Pasteur stellte fest: »Eine Flasche Wein enthält mehr Philosophie als alle Sachbücher.« Und auch Voltaire war sich sicher: »Wein ist die Nachtigall unter den Getränken.«

Wie er darauf kommt? William Shakespeare weiß es: »Der Wein steigt in das Gehirn, macht es sinnig, schnell und erfinderisch, voll von feurigen und schönen Bildern.«

Schöne Bilder sind prima, ein tolles Essen zum Wein aber gar nicht zu toppen. In diesem Sinne wünsche ich Ihnen tolle Weinerlebnisse, großartige kulinarische Gaumen-Genüsse und natürlich nachhaltigen Erfolg beim lustvollen Abnehmen.

IMPRESSUM

Alexander Basten c/o Keil & Keil Literaturagentur, Schulterblatt 58, 20367 Hamburg

Korrektorat und Lektorat: Ruth Gagewski
Fotos: Canva Bilddatenbank
Covergestaltung: SeaSideSun

Alle Rechte vorbehalten, insbesondere das Recht der mechanischen, elektronischen oder fotografischen Vervielfältigung, der Einspeicherung und Verarbeitung in elektronischen Systemen, des Nachdrucks in Zeitschriften und Zeitungen, des öffentlichen Vortrags, der Verfilmung oder Dramatisierung, der Übertragung durch Rundfunk und Fernsehen oder Video, auch einzelner Text- und Bildteile sowie der Übersetzung in andere Sprachen.

Die Inhalte, Anregungen und Tipps dieses Buches wurden mit größtmöglicher Sorgfalt erstellt. Der Anbieter übernimmt jedoch keine Gewähr für die Richtigkeit, Vollständigkeit und Aktualität der bereitgestellten Inhalte. Die Nutzung und Umsetzung der Inhalte des Buches erfolgt auf eigene Gefahr des Nutzers.

www.ingramcontent.com/pod-product-compliance
Lightning Source LLC
Chambersburg PA
CBHW031050250726

48655CB00004B/1373